탈모가 걱정되면 **샴푸법**부터 바꿔라

언제나 젊은 머리카락을 위한 생활 속 관리 방법 39

탈모가 걱정되면 샴푸법부터 바꿔라

최은하 지음

로고폴리스

들어가며

두피·모발 관리, 늦기 전에 시작하자

사람의 얼굴 생김새에서 헤어스타일이 얼마나 중요한지 깜짝 깜짝 놀랄 때가 많다. 텔레비전에서 혹은 주위에서도 헤어스타일을 바꿨을 뿐인데 몰라보게 세련되어 보이거나 예뻐 보이고 멋있어 보이는 경우가 많다. 그만큼 머리카락이 외모에서 차지하는 비중은 생각보다 훨씬 크다. 아마도 많은 사람들이 그걸 알고 있는 듯하다. 그래서 다들 염색이나 펌perm 등 여러 방법으로 헤어스타일을 궁리하고 신경 쓰는 것 아니겠는가.

그런데 헤어스타일을 궁리하는 것만큼 머리카락과 두피에 대해서는 생각하지 않는 것 같다. 신체의 건강에 신경 쓰는 것처럼 두피의 건강에 대해 생각하지도 않는다. 특히 얼굴에는 매일 거울을 들여다보고 화장품을 바르고 관리하지만 다른 부위의 피부인 두피에 대해서는 전혀 신경 쓰지 않는다. 머리카락에 가린 두피는 대부분 안중에 없다. 아름다운 헤어스타일을 만들기 위해서는 머리카락이 건강해야 하고, 머리카락이 건강하려면 먼저 두피가 건강해야 하는데 말이다.

사람들이 두피에 신경 쓰기 시작하는 때는 대부분 탈모가 눈에 띄게 진행된 후다. 탈모는 외모에 직접적인 타격을 주기 때문에 현대인에게 가장 두려운 질병 중 하나가 되었다. 더군다나 외모도 경쟁력이라는 세상이 아닌가! 더욱 위험스러운 것은 이전에는 안전하다고 여겼던 여성에게도 탈모가 급격히 증가하고 있다는 사실이다. 환경문제나 스트레스, 식습관 등 여러 가지 원인이 있겠지만 분명한 것은 여성도 더 이상 탈모를 남성의 문제만으로 치부할 수 없다는 현실이다.

'현재 젊고 머리숱이 많기 때문에 나는 탈모와는 무관하다, 또는 집안에 탈모가 있는 사람이 없기 때문에 나는 괜찮다'고 생각하면 오산이다. 탈모 인구의 비율은 계속 높아지는 반면에, 탈모 발생 연령대는 계속 낮아지고 있다. 탈모의 원인은 수없이 많아서 그 누구도 탈모의 위험으로부터 자유로울 수 없다.

많은 사람들이 탈모는 유전 문제라고 생각한다. 물론 유전도 그 이유 중 하나다. 그러나 탈모의 원인은 너무나 다양해서 의학계에서는 60가지 이상으로 보고 있다. 우리 센터에 오는 탈모인들을 보면 20~30대가 70% 이상을 차지한다. 그중에서 유전인 경우는 절반밖에 안 된다.

유전을 가진 경우에도 관리를 하면 분명 좋아진다. 유전인 경우 체질적인 유전을 가진 경우가 많다. 상열하냉上熱下冷, 위는 뜨겁고 아래는 찬 체질을 가진 것이다. 열이 위로 올라가는데 머리카락은 단백질로 이루어져 있기 때문에 열에 약해서 빠지게 된다. 이런 사람의 경우 머리의 열을 내려주는 내적, 외적 관리를 겸하면 탈모를 막을 수 있다. 또 유전적으로 두피가 기름진 경우에는 이 책의 샴푸 사용법을 잘 따르면 예방할 수 있다. 외피가 얇은 체질도 탈모의 원인이 되는데 이 또한 샴푸를 주의 깊게 골라서 자극을 최소화하면 된다.

요즘은 환경 또한 탈모의 중요한 원인이 된다. 미세 먼지는 호흡기뿐 아니라 두피와 모발 사이사이에도 붙고 모공에 들어가 두피를 더럽힌다. 그래서 먼지를 잘 씻어내는 것이 중요하다. 실외에 1시간 이상 있었다면 집에 들어와서 머리를 감는 것이 좋다. 중금속 등도 원인이 될 수 있다. 체내에 중금속이 쌓이면 모발이 가늘어지면서 빠지게 된다.

이처럼 탈모의 원인이 복합적이기에 두피 관리 또한 내적, 외적 관리를 병행한 복합적 방법이 필요하다. 그래서 이 책에서는 가장 기본이 되며 쉽게 실천할 수 있는 샴푸 사용법을 중심으로 바른 영양 섭취를 통한 내적 관리 방법도 소개해놓았다.

나는 지난 십여 년간 두피&탈모 관리센터를 운영하며 탈모와 두피 트러블로 고민하는 이들을 수없이 봐왔다. 물론 자주 와서 관리를 받으면 좋지만 금전적으로나 시간적으로 여유가 없는 사람도 많다. 그런 사람들에겐 집에서 관리하는 방법을 알려주고, 잘 지키고 있는지 체크만 해준다. 그렇게만 해도 개선 효과를 많이 본다.

두피를 위해서는 반드시 무슨 특별한 관리를 받고, 시간과 노력과 돈을 들여야 한다고 생각하는 사람들을 보면 항상 안타까웠다. 그리고 인터넷이나 미디어에서 떠도는 탈모에 관한 풍문들, 잘못된 샴푸 사용법 등을 믿고 따라 하는 사람들이 많다는 것에 놀랐다. 이 책을 통해 잘못된 정보를 바로잡고, 그동안 잘못해온 습관도 바로잡았으면 하는 바람이다. 집에서 손쉬운 관리를 통해 건강한 두피와 머리카락을 가꾸는 데 도움이 되었으면 한다.

2017년 봄, 셀비오에서

최은하

CONTENTS

들어가며 _ 두피 · 모발 관리, 늦기 전에 시작하자 5

PART 1 당신의 모발, 안녕하십니까?

가늘어지고, 힘이 없어지고, 푸석푸석해지고, 거칠어진다 14
머리숱이 줄어들고, 탈모가 생긴다 18
새치가 나고, 흰머리가 생긴다 22
두피가 기름지고, 불쾌한 냄새가 난다 26
- Tip 머리카락의 건강 진단법 30

PART 2 머리카락을 괴롭히는 것들

세정력이 강한 샴푸 36
성분을 확인하지 않는 구매 습관 39
유해 성분이 들어간 샴푸 44
- Tip 샴푸의 유해 성분 확인법 51
- Tip 피부에 자극을 줄 수 있는 샴푸 성분 56
- Tip 인체에 자극을 줄 수 있는 샴푸 성분 57

믿지 못할 탈모 개선 샴푸 58
경계심 없이 사용하는 린스와 트리트먼트 63
모공을 막아버리는 스프레이와 왁스 70
- Tip 천연 스프레이 만들기 74

두피에 더 치명적인 탈색과 염색 75
- Tip 알레르기 유발 7대 성분 79
- Tip 염색약 사용 전 테스트 방법 80

PART 3 탈모 예방 샴푸법

자신에게 맞는 샴푸 횟수를 찾아라   82
- Tip 두피의 증상에 따른 샴푸 횟수   85

착한 샴푸를 찾아라   86

헤어라인을 세밀하게 씻어라   90
- Tip 올바른 헤어라인 세안 및 샴푸법   92

탈모를 막는 하루 한 번 샴푸법   93
- Tip 짧은 머리의 샴푸법   94
- Tip 긴 머리의 샴푸법   96

두피와 모발을 지키는 천연 헤어팩 만들기   98
- Tip 두피 각질 제거와 모발 영양을 동시에 - 녹차 다시마팩   99
- Tip 건조하고 푸석한 머리에 윤기를 - 올리브오일 요구르트팩   100
- Tip 모발에 집중적인 영양을 주고 싶을 때 - 달걀노른자 꿀팩   101

두피 경혈점을 마사지하라   102
- Tip 경혈점 자극하기   105
- Tip 백회 부위 풀어주기   106
- Tip 각손혈 자극하기   107
- Tip 헤어라인 자극하기   107
- Tip 풍지혈 자극하기   107
- Tip 귀를 통한 두피 마사지   108
- Tip 두피 릴렉스 마사지   109

제대로 말리고 빗어라   110
- Tip 짧은 머리를 말리는 법   112
- Tip 긴 머리를 말리는 법   113
- Tip 빗질하는 법   114

PART
4　건강한 모발을 위한 생활 습관

족욕과 반신욕으로 두피 열을 내려라　118
Tip　반신욕 하는 법　120
Tip　족욕 하는 법　122
Tip　두피 열의 자가 진단법　124
머리도 자외선을 싫어한다　125
Tip　자외선에 노출된 두피 관리법　129
펌과 염색을 절대로 동시에 하지 마라　130
각질이나 비듬을 강제로 제거하지 마라　134
Tip　각질, 비듬, 염증이 있을 때 주의해야 할 것들　138
수분과 수면을 충분히 보충하라　140
Tip　탈모 관리와 음주　145
반드시 실리콘 수영모를 써라　146
Tip　두피를 진정시키는 해초팩　149
탈모 걱정 없는 건강한 다이어트　150

PART 5 풍성한 모발을 위한 식단 제안

검은콩만으로는 부족하다　154
피부에 양보하지 마라　157
Tip　탈모 관리에 좋은 음식　160
Tip　탈모 관리에 좋은 음식　161
중금속을 해독하라　162
Tip　중금속 자가 진단법　165
수은을 해독하는 음식　166
Tip　수은 걱정 없이 생선 먹는 법　169
Tip　수은 걱정 없이 과일, 채소 먹는 법　169
납을 해독하는 음식　171
알루미늄을 해독하는 음식　174
미네랄은 해답을 알고 있다　177
Tip　적어도 문제, 많아도 문제?　183
영양제, 제대로 골라먹어라　184
Tip　영양제 라벨 보는 법　187
Tip　영양제는 언제, 어떻게 먹어야 좋을까?　188

PART 1
당신의 모발, 안녕 하십니까?

가늘어지고, 힘이 없어지고,
푸석푸석해지고, 거칠어진다

　우리는 매일 세수를 하고 이를 닦는다. 피부를 젊게 유지하기 위한 세안법은 수없이 소개되고 사람들의 큰 관심을 받는다. 양치질은 또 어떤가. 우리는 어릴 때부터 양치하는 법을 교육받는다. 반면 머리를 감는 법을 제대로 배우거나 가르치는 경우는 거의 드물다.

　피부는 자외선 차단제와 온갖 보습제로 꼼꼼히 관리하지만 머리카락은 자외선과 오염에 그대로 노출되면서도 두피에 비해 소홀하기 십상이다. 머리카락도 강한 햇빛에 방치되면 탈색되거나 건조해지고, 끊기는 경우도 있다. 또 장마철 습한 날씨에는 땀과 오염 물질이 두피 트러블을 일으킬 수 있다.

바닷가에서 물놀이를 할 때는 염분과 자외선 때문에 머리카락 보호막 역할을 하는 큐티클cuticle, 각피 층이 쉽게 파괴된다. 수영장 물에 타는 소독약에도 클로린chlorine, 염소이라는 화학 성분이 포함되어 있어 머리카락의 천연 성분을 파괴한다. 물놀이 뒤에는 헤어 케어hair care 제품을 이용해 손상된 머리카락을 회복시켜야 한다. 오랜 시간 야외에서 활동할 때는 모자와 양산을 이용해 자외선을 차단하고, 헤어 제품도 자외선 차단 기능이 있는 것으로 꾸준히 사용하는 것이 건강한 머리카락을 유지하는 데 도움이 된다.

머리카락에 이상이 생기면 이를 다시 회복하기 위해서 엄청난 시간과 노력이 필요하다. 그만큼 두피와 모발은 재생이 어렵고 완벽하게 치료할 수 있는 특효약이 아직 없기 때문이다. 그래서 평소 관리와 예방이 중요하다.

대부분은 생활 습관을 개선하는 것만으로 두피를 건강하게 관리할 수 있다. 두피 관리를 하겠다고 비싼 돈을 주고 관리를 받는 것보다 어떤 샴푸로 어떻게 감고, 어떻게 말리느냐가 더 중요하다. 가끔 받는 관리보다 매일 하는 행위에 더 많은 영향을 받는 건 너무나 자명한 사실이다. 매일 하는 샴푸, 그래서 더 중요한 샴푸에 신경 쓰는 것이 좋겠다.

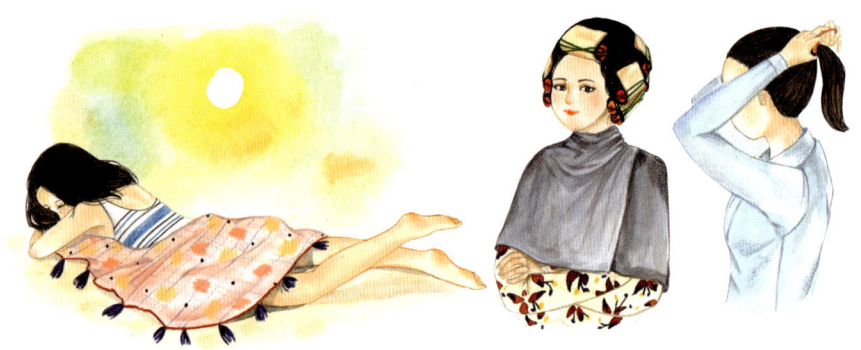

피부에 비해 소홀하기 십상인 머리카락

나이가 들수록 머리숱이 적어지고 볼륨이 사라지는 이유는 신진대사와 혈액순환이 저하되어 두피 같은 말초 기관까지 영양과 산소가 원활하게 공급되지 않기 때문이다. 이로 인해 모낭이 위축되고 모발의 보호막 역할을 하는 큐티클 층이 손상되어 모발이 점점 가늘어지고 그 수가 점차적으로 감소한다.

샴푸와 트리트먼트 횟수도 모발의 노화와 관계가 있을 수 있다. 두피와 모발은 피부 조직처럼 뜨거운 물과 샴푸의 화학 성분 등에 자극을 받는다. 깨끗하게 세정하기 위해 샴푸를 지나치게 오래 하면 오히려 역효과가 날 수 있고 두피의 건강한 유수분油水分 균형이 흐트러질 수 있다.

펌과 염색 등 시술을 통해 스타일을 자주 바꾸는 변화도 모발의 노화를 촉진하게 된다. 잦은 화학적 시술은 두피와 모근을 자극해 모발 손상의 원인이 되고, 시술 후 두피에 화학 성분이 남아 있기 때문에 꼼꼼한 딥 클렌징Deep cleansing이 필요하며 모발에 충분한 영양을 공급하는 게 중요하다. 또한 두피에 물리적 자극을 주면 두피 경직과 탄력 저하를 유발할 수 있으므로 모발을 팽팽하게 묶는 스타일 역시 주의해야 한다.

머리숱이 줄어들고,
탈모가 생긴다

　노화는 신체의 모든 곳에서 진행된다. 마찬가지로 모발도 생성 및 머릿결, 종류, 양 등에 영향을 받는다. 피부도 나이가 들면 윤기를 점점 잃어가고 더더욱 건조해지면서 주름이 많이 늘어나는 노화가 진행되는 것을 볼 수 있다. 모발과 두피도 나이가 들수록 약해지고 늙어가는데, 빈약한 머리숱은 10년 더 나이 들어 보이게 해서 약한 모발이나 탈모 때문에 고민이라면 두피가 늙지는 않았는지 한번쯤 점검해보는 것이 좋다.
　나이가 들어가면서 점점 모발이 적어지고, 모발 성장 주기가 서서히 짧아지며, 자연 탈모의 수가 점점 늘어나고,

모발의 신생과 탈모의 균형이 깨지는 것 또한 '모발의 노화'라고 할 수 있다. 즉, 머리카락도 늙는다! 모발의 수명은 보통 3~5년이며, 여성은 5~7년 정도다. 모발은 생후 3개월부터 나기 시작하여 남성은 20세 이후부터, 여성은 29세부터 그 수명이 줄어들기 시작한다.

일반적으로 대부분의 사람들은 자신의 머리숱이 현저하게 줄어들었다고 느끼기 시작하면서부터 탈모에 대해 고민하기 시작한다. 그러나 자각하여 느끼게 되었을 때는 이미 탈모가 어느 정도 진행된 상태다. 탈모라는 결과물이 생겼다는 것은 상당히 오랜 시간이 걸렸다는 것이며, 이를 회복하기 위한 노력과 시간 또한 탈모 진행 시간의 몇 배 이상이 필요하다는 것이다.

탈모의 진행을 인지하였다면 먼저 반드시 확인해야 하는 것이 탈모의 원인이다. 탈모를 일으키는 1차적 원인들은 크게 유전 요인, 불규칙한 식습관, 약물이나 질병, 호르몬의 이상, 환경 요인이나 스트레스 등을 주로 꼽는다. 이와 같은 탈모의 원인들은 그 진행 과정에서 체내 영양물질을 손상시키거나 흡수를 방해하는 작용을 하게 된다.

흔히 유전이라는 것은 체질적 유전을 말하는 것으로 특정 영양물질에 대한 흡수 장애를 가지고 있을 수 있고, 영양소의 이동에도 관여한다고 볼 수 있다. 불규칙한 식습관으로 인한 개인의

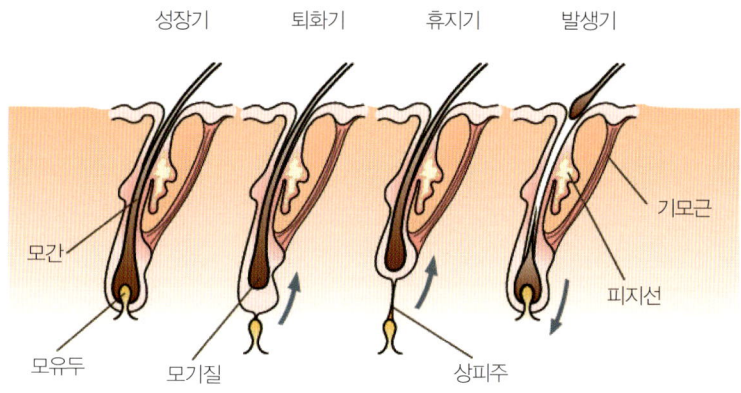

머리카락도 성장 주기가 있다

식단 불균형 또한 체내에 공급되는 영양물질의 균형을 맞추지 못하게 되고 결국 모발 성장에 필요한 영양소를 공급하지 못하므로 탈모의 원인이 되는 것이다.

약물중독이나 질병은 신체의 영양소를 파괴하고 기능을 억제하여 영양물질의 손실을 가져올 수 있다. 호르몬 이상의 경우에는 호르몬 생성에 필요한 필수 미네랄이 부족한 것이 원인일 수도 있으며, 체내 호르몬 분비의 불균형은 체내의 건강 유지에 문제를 발생시킨다.

환경 요인에 의하여 체내에 독성 물질이 축적된 경우에는 그로 인하여 영양물질의 작용이 억제될 수 있으므로 환경요인 또한 주의하는 것이 좋다. 스트레스 또한 체내의 영양소를 파괴하는 주요 원인이다. 이와 같은 원인들이 결국 혈행 장애, 내분비장애나 면역력 저하의 진행 과정을 거쳐 두피나 모근을 손상시키고 탈모를 발생시킨다.

<u>탈모 관리 과정에서 외적인 관리는 기본적으로 진행하는 것이지만, 내적인 영양의 균형에 대한 인식을 새롭게 하는 것이 필요하다.</u> 탈모 예방을 위해서는 체내 미네랄 등 영양물질의 불균형 상태를 빠른 시간 내에 개선하면서, 외적 관리를 병행하는 것이 효과적이다.

새치가 나고,
흰머리가 생긴다

　　모발의 상태를 보고 나이가 확연히 들어 보인다고 평가하는 것이 바로 새치나 흰머리다. 모발은 나이가 들수록 변하게 되는데 30~40대 정도가 되면 몇몇 노화된 머리카락은 멜라닌melanin, 검은색이나 흑갈색의 색소이 없어져서 색을 잃는다. 멜라닌은 머리카락의 색을 만드는 동시에 모발을 부드럽게 하고 유연하게 만든다.

　　새치가 '젊은 사람의 검은 머리에 드문드문 섞여서 난 흰 머리카락'이라면, 흰머리는 '하얗게 센 머리카락'을 말한다. 흰머리는 모든 인종에게 공통적으로 나타나는 노화의 과정이며 인종별로 발생 시기가 다르다. 백인은 30대 중반, 동양인은 30대 후반, 그리고 흑인은 40대 중반에 생기는 것으로 알려져 있다.

두피 모발의 흰머리는 30~40대부터 발생하며 일반적으로는 옆머리-정수리-뒷머리 순으로 생긴다. 두피 모발 외에 신체의 다른 부위에서도 흰털이 생기는데, 대개 턱수염에서 먼저 나타난다. 그러나 겨드랑이, 가슴, 음부의 모발은 나이가 들어도 쉽게 희어지지 않는다.

머리카락이 희어지는 것은 점차적으로 진행되기 때문에 모발을 자세히 살펴보면 검은색과 흰색 사이의 여러 가지 중간색을 볼 수도 있다. 보통 흰머리의 굵기가 검은 머리보다 굵어 보이는데 그 이유는 흰색이 보다 두드러지게 보이기 때문에 나타나는 착시다.

모발에서 멜라닌 색소의 변화는 첫 번째로 유전적인 요인에 영향을 받는다. 즉 부모의 머리카락이 색을 잃어 하얗게 되는 나이 때쯤 자식의 머리도 그 나이 때쯤 하얗게 될 거라는 예측을 할 수 있다.

두 번째는 스트레스인데, 스트레스를 받으면 모낭이나 모발에 영양 공급이 이뤄지지 않기 때문에 멜라닌이 감소한다.

세 번째는 영양 부족으로 인해 멜라닌을 생성하는 세포가 정상 기능을 하지 못해 생길 수 있다. 한 번 새치가 생기면 다시 원

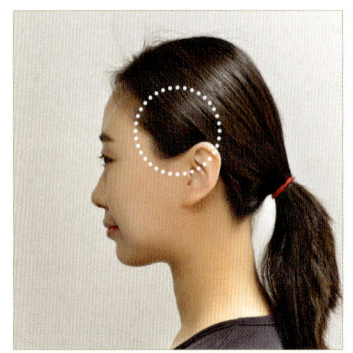

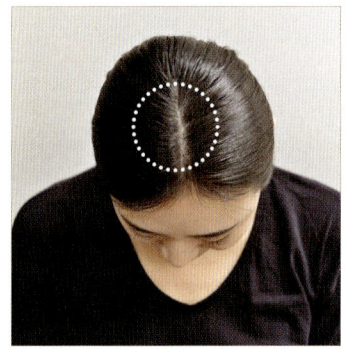

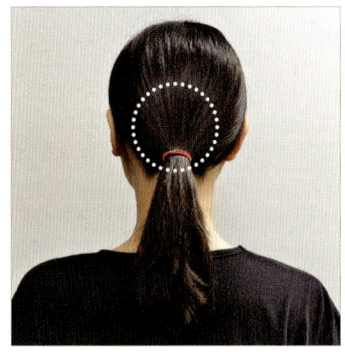

흰머리는 옆머리-정수리-뒷머리 순으로 생긴다

래대로 돌아가기 힘들다. 탄수화물, 지방, 단백질 3요소를 부족하지 않게 섭취해주는 게 좋다.

네 번째는 질병을 앓고 있지 않은지 의심할 필요가 있다. 빈혈, 백반증, 당뇨병, 갑상선과 관련된 질환을 앓고 있다면 이 질병 또한 원인이 된다. 갑상선 기능 저하 등의 질병을 앓고 있으면 호르몬 기능이 저하되어 멜라닌을 생성하는 데 기능이 떨어지기 때문에 자세히 확인해볼 필요가 있다.

'흰머리는 나이 들면서 나타나는 정상적인 현상'이라고 치부할 수 있으나 멜라닌이 감소하면 새치가 생기고, 흰머리는 뻣뻣하고 거칠어지고, 노화로 인해 모발은 탄력을 잃으며, 피지를 덜 분비하게 되어 모발은 더욱 손상이 심화되는 악순환의 과정을 거치게 된다. 노화에 따른 건조한 모발은 정기적으로 트리트먼트를 집중적으로 해주면서 모발의 수분을 잘 유지하는 관리가 필요하다.

흰머리 발생에 영향을 주는 주요 영양소는 칼슘, 마그네슘, 철, 망간 등의 미네랄을 예로 들 수 있다. 이들 영양소는 탄수화물, 지방, 단백질 이외에 우리의 몸속에서 효소나 호르몬의 작용을 도와주는 역할을 하며 여러 질병과 관련하여 많은 작용을 한다. 이 책의 뒷부분에서는 여러 가지 영양소가 두피와 모발에 미치는 영향에 대해서도 자세히 설명하고 있다.

두피가 기름지고,
불쾌한 냄새가 난다

　사람들의 생활 습관에 따라 샴푸하는 방식은 아침과 저녁에 샴푸하는 사람, 아침에만 샴푸하는 사람, 저녁에만 샴푸하는 사람, 이삼일에 한 번 샴푸하는 사람 등으로 주로 나누어진다. 우리 몸의 모발과 두피는 모공에서 분비 배설된 피지, 땀, 비듬과 외부로부터의 오염 물질, 헤어 제품 등이 섞여 부착되어 있는 상태로 하루를 생활한다.

　두피와 모발에 오염 물질이 축적되는 경우 비듬이 생기거나 변질 또는 잡균의 증식에 의해 안 좋은 냄새가 나거나 유기물의 분해가 촉진되어 두피가 가렵게 되는 현상이 발생할 수 있다. 이러한 오염은 두피와 모발의 건강에도 악영향을 미치면서 생리 기능을 저하시켜 노화를 촉진하는 원인이 되기도 한다. 그러므로 두피와 모발을 깨끗이 세정하여 오염 물질이 축적되지 않도록 유지하는 것이 중요하다.

두피의 노화가 시작되면 얼굴의 피부처럼 탄력이 떨어지고 혈액순환에 영향을 주어 두피의 영양분 공급이 원활하지 않아 각질이나 비듬을 유발시킨다. 또한 노폐물의 분비가 둔해지면서 지루성脂漏性 두피염, 모낭염 등의 두피 질환을 불러일으킨다.

두피는 모발에 가려 있어 노화 현상이 시작되었는지 확인하기가 매우 어렵다. 두피 노화 상태를 확인하는 방법은 가장 먼저 두피의 색깔을 유심히 살펴보아야 한다. 건강한 두피는 청백색에 가깝고 두피에 각질이나 노폐물이 없지만, 두피의 건강 상태가 별로 좋지 못할 경우 두피에 울긋불긋 홍반 증상이 발견되어 있거나 작은 염증들이 발견된다.

지루성피부염은 두피, 안면 및 상체 등 피지의 분비가 많은 신체 부위에 국한하여 홍반紅斑과 인설鱗屑, 살비듬을 특징으로 하는 만성 염증성 질환을 의미한다. 비듬은 두피의 과다한 인설이 있는 비염증성 상태로서 지루성피부염에 포함한다.

두피에 발생하는 지루성 두피염은 주로 호르몬의 불균형이나 과도한 스트레스, 피지의 과다 분비 등의 내적 요인이 원인이다.

비타민B의 부족, 두피 불청결, 펌이나 염색, 진균 감염 등을 원인으로 하여 두피에 염증을 일으키기도 하고 호전과 악화가 반복되어 치료에 어려움이 많은 만성 염증성 두피 질환을 야기한다.

또한 지루성 두피염 증상으로는 두피에 건조하거나 기름기가 있는 비듬이 생기기도 하고, 두피에 붉은 홍반이나 뽀루지·진물·냄새·두꺼운 딱지가 부분 또는 전체적으로 생기기도 한다.

지루성 두피염이 지속되면 모발이 가늘어지고, 두피 가려움증이나 통증·탈모 증상이 동반된다. 지루성 두피염이 지속되고 악화되면 얼굴이나 귀, 목, 겨드랑이, 가슴 등 피부 전체로 전이될 수 있으므로 관리에 많은 주의가 필요하다.

두피가 가렵다고 자주 긁거나 딱지를 강제로 떼면 가려움도 심화되며, 두피염도 악화되고, 딱지 부분의 모공이나 모근 손상으로 영구 탈모가 될 수 있으므로 뽀루지를 짜거나 딱지를 강제로 떼어내기보다는 자연스럽게 소멸되도록 해야 한다.

지루성 두피염은 치료를 위해 주로 스테로이드제나 항히스타민제, 항진균제 성분의 복용약이나 물약, 연고제, 주사제, 약용샴푸 등을 사용한다. 복용이나 사용 시 일시 진정 효과도 있으나 대부분 재발되어 호전과 악화가 반복되며, 이러한 처방을 장기간 지속할 경우 모발 손상과 내성이 생기는 등 여러 부작용이 동반되므로 매우 주의가 필요하다.

특히 스테로이드제 복용약이나 주사제, 연고 등을 장기간 복용이나 사용을 하게 되면 백내장이나 녹내장의 악화나 성장기 어린이의 성장 억제, 노화 촉진, 심장병, 간 손상, 동맥경화, 당뇨 등과 피부에는 피부 위축이나 혈관 확장, 자반紫瘢, 반상출혈斑狀出血, 색소 침착, 부스럼, 발열, 발진, 욕창, 피부염 등과 비만, 우울증, 고혈압, 골다공증, 소화성 궤양, 약물 내성과 면역력 저하를 초래하는 등 여러 부작용이 동반하게 된다.

스테로이드제 사용은 지루성 두피염 증상이 심할 때만 환부에 극소로 얇게 도포하여 사용하고, 증상이 호전되면 사용을 중단하여 부작용을 최소화하도록 해야 한다.

Tip

머리카락의 건강 진단법

두피나 탈모에 관심 있는 사람이라면 한 번쯤은 '혹시 나도 탈모가 아닐까?' 하고 생각해봤을 것이다. 물론 탈모가 이미 진행 중이면 보다 전문적인 진단과 관리가 필요하지만 탈모를 예방하고 싶은 사람, 이제 막 탈모가 생긴 사람이라면 아래 설문으로 간단하게나마 스스로 진단해볼 수 있다.

진단을 할 때, 우선 두피와 모발 상태를 구분해서 확인해봐야 한다. 두피의 문제인지, 모발의 문제인지를 확인한다면 어떻게 관리해야 할지 관리의 방향과 순서를 정하기 쉽기 때문이다. 아래 항목을 보며 자신의 상태가 어디에 해당하는지를 스스로 점검해보자.

두피 상태
- 두피와 모발에 기름기가 많이 끼고 번들거린다. ☐
- 머리가 자주 가렵다. ☐
- 비듬이 많거나 뾰루지가 난다. ☐
- 두피가 항상 붉고 열이 난다. ☐
- 두피가 말랑말랑하지 않고 딱딱하고 당기는 느낌이 든다. ☐

모발 상태
- 머리숱이 눈에 띄게 줄었다. ☐
- 최근에 모발이 가늘어지고 힘이 없어졌다. ☐

· 최근에 머리카락이 하루 50~60개 이상 빠진다. ☐
· 빠진 모발의 두께가 일정하지 않다. ☐
· 새로 나는 모발이 이전보다 얇고 가늘어 보인다. ☐

    단순히 두피 항목에서만 1~2가지 해당이 되는 경우는 두피를 회복시키는 데 중점을 두어 관리할 수 있다. 두피와 모발 모두에 해당하는 경우는 이미 두피 문제가 장기간 지속되었을 수 있다. 또한 모발에까지 영향을 주었을 수 있으므로 두피와 모발을 동시에 회복시키는 관리를 장기간 해야 할 필요가 있다.
    현재 자신의 두피 상태나 모발 상태를 볼 때 탈모가 조금이라도 의심 가는 부분이 있다면 이제 유전 요인, 체질 요인과 라이프스타일을 연관지어서 원인을 찾아보자.

유전 요인
· 친가 또는 외가의 조부모 중에 대머리가 있다. ☐
· 아버지나 어머니가 머리숱이 적거나 모발이 가는 편이다. ☐
· 형제들의 머리숱이 적어졌거나 이마가 넓어지고 있다. ☐

체질 요인
· 수염이 짙고 가슴 부위의 체모가 많은 편이다. ☐
· 팔다리의 체모가 보통 사람보다 많고 굵다. ☐
· 얼굴에 열이 오르는 증세가 있다. ☐
· 머리카락 속에 땀이 많이 난다. ☐

라이프스타일

- 생활이 불규칙하다. ☐
- 피로감이 자주 온다. ☐
- 자정이 지나서 취침하며, 깊게 잠을 자지 못한다. ☐
- 업무에서 스트레스를 많이 받는다. ☐
- 걱정거리가 많은 편이다. ☐
- 담배를 하루 1갑 이상 피운다. ☐
- 자주 과음을 한다. ☐
- 염색이나 펌을 자주 한다. ☐
- 평소 젤, 스프레이 등을 자주 사용한다. ☐
- 샴푸를 주 4회 이하로 한다. ☐
- 심한 다이어트를 한 적이 있다. ☐

앞의 두피와 모발 상태에서 체크한 것과 합쳐 개수를 세어보자.

탈모 초기 단계

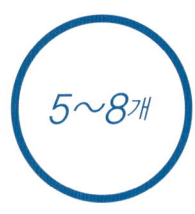

본격적으로 탈모가 진행되지는 않았지만 예방 차원의 두피 모발 케어를 시작해야 한다. 이 상태를 방치하면 1~2년 안에 탈모 초기 단계로 진입한다. 탈모 예방 샴푸를 사용하고 두피에 피지와 노폐물이 쌓이지 않게 딥 클렌징을 한다. 한 달에 한 번씩 두피 스케일링을 한다.

탈모 의심 단계

초기 탈모가 진행되고 있다. 두피 케어가 아닌 탈모 치료가 필요하다. 이 시점, 치료 타이밍을 놓치면 회복 기간과 비용이 많이 든다. 전문 센터에 가서 두피 진단을 받자. 아직까지는 생활 습관 수정과 탈모 관련 토닉tonic, 탈모 영양제 등을 먹는 것만으로도 쉽게 좋아질 수 있다.

탈모 적신호 단계

이미 탈모가 어느 정도 진행된 상태다. 탈모 샴푸나 영양제로는 개선 효과를 볼 수 없다. 서둘러 전문적인 관리를 시작하자. 생활 습관을 교정하는 것부터 시작해서 최소 6개월에서 1년간 집중적으로 관리한다.

유전 요인이나 체질 요인이 있는 경우의 증상이 나타나기 전부터 탈모 예방을 위한 노력을 할 필요가 있다. 이미 모발이 가늘어지기 시작한 경우라면 증상이 시작되고 있다고 볼 수 있다. 유전 요인이 있는 경우 탈모가 나타나는 시기를 정확히 예측할 수는 없으나, 예방 관리를 하면 시기를 늦출 수 있다.

두피 트러블과 탈모는 여러 가지 복잡한 요인들이 동시에 작용되어 발현되는 증상이라 할 수 있다. 즉 두피와 모발의 상태, 유전 요인과 체질 요인, 라이프스타일, 노화 등이 동시에 원인을 제공한다. 원인 요인이 제거되지 않는 한 탈모증의 개선 또한 쉽지 않다. 그러므로 원인을 제거하면서 하루라도 빨리 관리를 시작해야 한다.

PART 2
머리카락을
괴롭히는
것들

세정력이
강한 샴푸

얼마 전 '노푸(No Shampoo)' 열풍이 불었다. '샴푸를 전혀 사용하지 않고 물로만 머리를 감으면 두피와 머리카락에 더 좋다'는 주장이다. 이런 방법이 많은 관심을 끄는 것은 그만큼 샴푸의 유해 성분에 대한 인식이 커졌다는 의미이기도 하다. 그동안 여기저기에서 샴푸의 유해 성분에 대해 많이 이야기하기도 했다. 그러니 유해 성분이 들어간 샴푸를 쓰는 것보다는 아예 물로만 감는 게 낫다는 것이다.

그러나 물로만 머리를 감는다는 것이 쉬운 일은 아니다. 샴푸에 익숙해진 사람에게는 꽤 용기가 필요한 도전이다. 특히 지성 두피인 경우에는 더 실행하기 힘들다. 두피에 남아 있는 잔여 피지가 계속해서 문제를 일으킬 수도 있다. 세정력이 약해 두피의 피지와 먼지 등이 깨끗이 제거되지 않으며 모공에 피지가 계속 축적되어 비듬과 염증을 유발하기도 한다.

두피 관리에 있어 샴푸가 매우 중요하다는 건 분명하다. <u>두피 관리를 하면서 가장 중점을 두어서 확인하고 강조하는 것이 샴푸의 선택과 사용법이다.</u> 센터에 방문하는 고객 중에는 10~20대 학생이 꽤 많다. 그 학생들의 탈모 원인을 찾아보면 잘못된 생활 습관이 있다. 특히 샴푸의 잘못된 선택과 사용으로 인해 두피 트러블이 생기고, 그로 인해 탈모가 오는 사례들이 많다.

그중 한 남자 고등학생의 예를 보자. 학생의 두피 상태를 체크해보니 두피 트러블이 심한 상태였다. 평소 생활 습관을 체크하면서 탈모의 원인이 될 수 있는 요인을 분석해보았더니 샴푸를 할 때 너무 많은 양을 사용하고 있었다. 더군다나 그 많은 샴푸를 두피에 바로 문질러서 감았다. 두피 상태를 봐도 샴푸의 잔여물이 남아 있었다. 또 린스도 너무 많은 양을 사용하고 있었다.

요즘 판매되는 샴푸의 성분을 살펴보면 약 10여 종 이상의 화학물질이 함유되어 제조된다. <u>그중 상당량의 화학 성분은 두피에 있는 10만여 개의 모공으로 들어가 모근을 손상시킨다. 세정력이 강해서 피지를 송두리째 없애버린다.</u> 그러면 피지를 보충하려고 피지샘이 과도하게 발달하고, 모발로 가야할 영양이 피지샘으로 흡수되어 머리숱이 줄어드는 원인이 된다.

  이처럼 별생각 없이 샴푸를 하지만 이것이 매일매일 반복되면 두피에 영향을 준다. 매일 쓰는 샴푸이기에 더 영향이 크고, 그래서 더 신중하게 선택해야 한다.

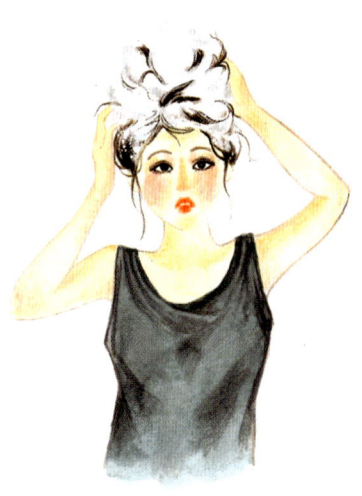

세정력이 강한 샴푸는
오히려 피지를 송두리째 없애버린다

성분을 확인하지 않는 구매 습관

 샴푸를 어디에서 사느냐고 물어보면 대부분의 사람들은 슈퍼마켓이나 마트에서 이런저런 식료품이나 생활용품을 사면서 장바구니에 함께 넣는 경우가 많다. 요즘에 일부는 약국이나 화장품 전문점에서 화장품과 함께 구입하기도 한다. 이 경우에는 두피나 머리카락에 관심을 더 기울이는 편인 것 같다. 젊은 층은 홈쇼핑을 자주 이용한다. 더욱더 관심이 많거나 경제력이 받쳐주는 사람이라면 백화점에서 유명 브랜드의 제품을 구입하기도 한다.
 어디에서 사느냐는 사실 중요한 문제가 아니다. 어디든 비슷한 제품들이 진열되어 있으니 말이다. 중요한 것은 수많은 제품들이 줄지어선 진열대에서 어떤 제품을 선택하느냐다. 백화점에서 특정 브랜드를 찾아가는 경우도 마찬가지다. 왜 수많은 브랜드들 중에 그 브랜드의 제품을 택할까?

예전에는 샴푸 제품이 몇 개 없었고 비누로 감는 사람도 많았다. 요즘에는 손에 꼽을 수 없을 정도로 많은 브랜드의 제품들이 나와 있다. 여기에 해외에서 수입된 제품들까지 가세하니, 대체 어떤 제품을 골라야 할지 눈이 어지러울 정도다.

자, 이런 상황에서 어떤 기준으로 샴푸를 골라야 할까?

'향? 디자인? 브랜드? 광고?'

대부분 이런 점들을 기준으로 자신의 취향에 따라 샴푸를 고를 것이다. 강연을 할 때마다 청중들에게 물어보는데, 다른 대답이 나온 적은 거의 없다. 샴푸에 붙은 성분표를 본다는 사람은 한 명도 없었다.

<u>참 이상한 일이다. 식품을 살 때는 칼로리부터 영양소, 함유된 방부제나 색소 같은 첨가물까지 꼼꼼히 살피는 사람들조차도 샴푸를 살 때는 성분표를 볼 생각도 하지 않는다. 샴푸에 성분표가 있다는 사실조차 모르는 사람이 많다.</u> 향이나 디자인이 좋아서 나쁠 건 없지만, 그건 어디까지나 부수적인 요소다.

샴푸는 세정력이 가장 중요하지만, 세정력이 지나치게 강하

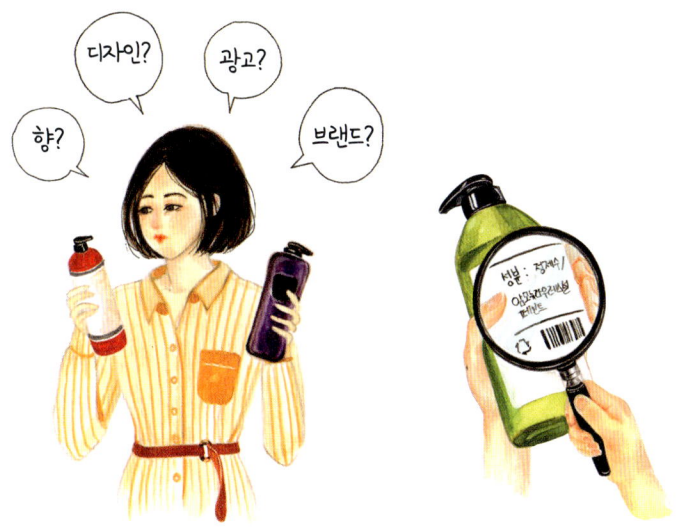

성분표를 보고 샴푸를 고르는 소비자가 없다

면 모발과 두피의 보호막을 파괴한다. 그래서 샴푸에는 조절제를 따로 첨가하는 것이 보통이다. 이 조절제의 종류에 따라 건성 두피와 지성 두피용 또는 볼륨 샴푸, 모이스처moisture 샴푸 등으로 그 기능을 구분해서 판매하고 있다. 이는 두피를 위한 샴푸라기보다는 모발의 스타일에 초점을 둔 샴푸라 할 수 있다. 저마다 차별성을 내세우며 마치 두피에 도움이 되고 머리카락을 건강하게 만들어줄 것처럼 광고하지만, 대부분은 그저 상술에 불과하다.

그나마 요즘에는 샴푸의 성분에도 관심을 갖는 사람이 많아지는 추세다. 2008년부터는 식품의약품안전처에서 '전성분표시제'를 실시해 모든 화장품 용기에는 성분을 함유량이 많은 순서대로 표시해야 한다. 샴푸도 마찬가지다. 자신의 얼굴이나 두피에 직접적으로 닿는 제품들에 대체 뭐가 들어가 있는지 알고 써야 한다는 인식이 높아지고 있다.

성분표를 확인하는 일은 쉽지 않다. 실제로 광고 문구는 대문짝만 하게 써놓고 성분은 깨알같이 작게 써놓아서 보기가 쉽지 않다. 나이 드신 분들이라면 샴푸를 고르기 위해 돋보기를 준비해야 할 지경이다. 백화점에 가도 마찬가지다. 판매하는 사람의 말만 믿어서는 안 된다. 어차피 좋은 점만 말해주기 때문이다.

샴푸는 두피와 모근, 모발에 자극이 되지 않아야 모근을 강화시키고 탈모를 방지할 수 있다. 자극이 가는 화학적 성분은 최대한 배제되어야 두피와 모발을 관리하는 데 안전하고 부작용이 없다. 또한 가장 정확하며 빠른 방법이 될 것이다. 두피 문제와 탈모로 고민하는 사람이라면 반드시 샴푸의 성분을 살펴서 유해 성분이 첨가된 샴푸는 사용하지 말아야 한다. 두피나 탈모의 문제가 있는 사람은 유해 성분에 대한 인체의 면역 능력이 훨씬 떨어진다는 뜻이고, 이런 유해 성분이 원인이 되어 두피의 문제가 지속되는 것이라 할 수 있다. 따라서 이런 원인이 제거된다면 두피 문제는 해결될 수 있는 것이다.

<u>샴푸뿐 아니라 세안제의 경우에도 동시에 주의하는 것이 좋다. 그 이유는 보통 세안을 하면서 이마의 헤어라인 부근까지 세안제를 사용하게 되기 때문이다.</u> M자 탈모가 있는 경우나 헤어라인에 두피가 건조하다거나, 헤어라인에 각질이 많이 생기는 경우라면 다시 한 번 확인해보는 것이 좋겠다.

두피나 탈모의 문제가 없는 사람이라면 그저 취향에 맞는 샴푸를 선택해도 문제가 적을 것이다. 그러나 누구도 안전하지는 않다. 샴푸에 첨가되는 인체의 유해 성분에 대해서는 반드시 알아두고 미래에 발생될 수 있는 두피 문제를 사전에 예방할 수 있기를 바란다.

유해 성분이
들어간 샴푸

　식품, 화장품, 약, 세제, 치약에 이르기까지 우리가 접하는 수많은 생활용품에 계면활성제가 포함되어 있다. 그중 합성 계면활성제의 위험성에 대해서는 다양한 언론 매체를 통해 그 정보를 얻을 수 있고, 대부분의 소비자들 또한 익히 들어서 알고 있을 것이다. 물론 샴푸에도 들어 있다.

　합성 계면활성제는 바로 거품을 형성시키는 성분이다. 거품이 많이 나면 더 깨끗하다는 인식을 갖기 쉽지만 사실은 그렇지 않다. 화학 성분이 모공을 타고 들어가면 두피 건강에 좋을 리가 없다. 샴푸를 바르고 머리를 감는 시간을 생각하면 (마사지까지 포함해서) 샴푸가 두피에 접촉하는 시간이 5~10분 정도는 된다. 당연히 유해 성분이 함유되면 두피의 건강 회복을 위해 전혀 도움이 되지 않는다.

<u>합성 계면활성제가 안 좋다는 말은 들었는데, 성분표를 보면 '합성 계면활성제'라는 용어는 보이지 않는다. 읽기도 어려운 화학 용어들만 보이니 봐도 모르는 상황인 것이다.</u>
실제 샴푸에 붙어 있는 성분표의 예를 하나 살펴보자.

샴푸 전성분의 예

정제수, 암모늄라우레스설페이트Ammonium Laureth Sulfate(ALES), 암모늄라우릴설페이트Ammonium Lauryl Sulfate(ALS), 코카미도프로필베타인Cocamido Propyl Betaine(CAPB), 라우라마이드디이에이Lauramide DEA, 티이에이-코코일글루타메이트TEA-Cocoyl Glutamate, 디메치콘Dimethicone, 라우레스-23Laureth-23, 폴리쿼터늄-7Polyquaternium-7, 싸리나무껍질 추출물, 꾸찌뽕나무껍질 추출물, 멘톨Mentrol, 병풍 추출물, 편백나무잎 추출물, 측백나무 추출물, 소나무 추출물, 대나무 추출물, 베타인Betaine, 하이드록시프로필트리모늄 하이드롤라이즈드실크Hydroxypropyltrimonium hydrolyzed Silk, 판테놀Panthenol, 벤조페논-5Benzophenone-5, 시트릭애씨드Citric Acid, 디소듐이디티에이Disodium EDTA, 페녹시에탄올Phenoxyethanol, 향료

성분 표시는 가장 많은 성분부터 표기하도록 되어 있다. 밑줄 친 부분은 화학 성분으로 위험도가 높은 성분들이다. 붉은색으로 표시된 것은 합성 계면활성제 성분이다. 이 성분들은 일부이긴 하지만 피부가 민감한 경우 심하게 건조해지거나 예민해지고 트러블을 일으켜 탈모를 유발할 수 있다. 이처럼 3개 이상의 성분이 들어 있으면 총 합성 계면활성제는 15~20% 이상 함유되었다고 볼 수 있다.

합성 계면활성제는 노폐물을 없애주는 역할을 하지만 피부의 보호막을 과도하게 벗겨내기 때문에 수분 손실을 일으킨다. 그래서 지속적으로 사용하면 두피를 약하게 만들고 모발 손상을 유발한다. 탈모가 가속화되고 모발 성장을 저해할 수 있다. 합성 계면활성제 외에도 디메치콘 같은 성분은 화학적 실리콘 및 미네랄 오일류인데 두피의 모공을 막아 지성 두피는 탈모를 일으킬 수 있다. 폴리쿼터늄-7은 알레르기를 유발할 수도 있다. 벤조페논-5, 베타인, 디소듐이디티에이, 페녹시에탄올 또한 부작용 또는 알레르기를 유발할 수 있다.

의약외품의 샴푸 성분은 전성분을 기재하지 않은 것이 많으므로 정확히 확인할 필요가 있다. 사용된 전성분을 알고 싶다면 해당 회사에 문의를 하는 방법밖에 없다.

지금까지 샴푸에 들어 있는 유해 성분에 대해 알아보았다. 그

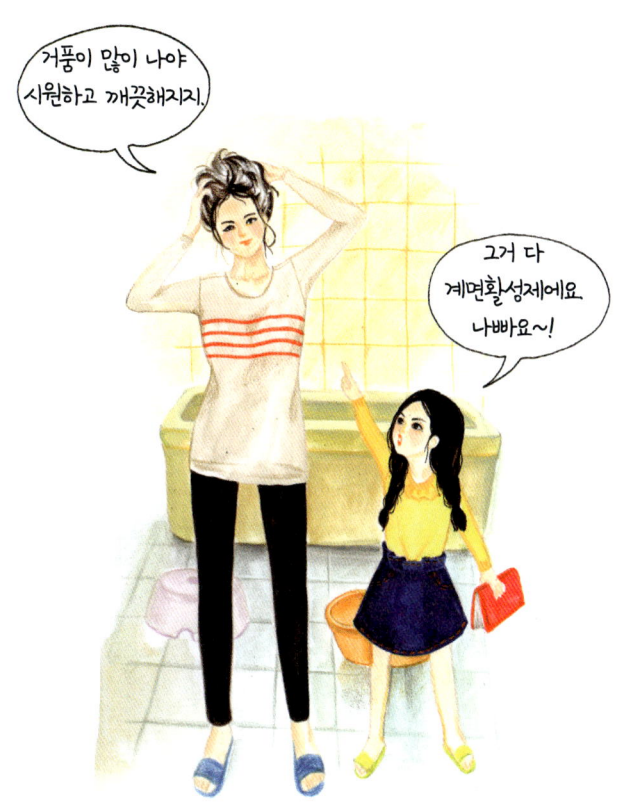

럼 대체 어떤 샴푸를 써야 할까? 답은 바로 성분의 종류와 질에 달려 있다고 할 수 있다. 샴푸 역시 천연 원료를 사용했다고 광고하는 제품이 많다. 그런데 '천연 샴푸'라고 표현하지 않고 '천연 유래 샴푸'라고 표현하는 경우가 있다. 뭐가 다른 걸까?

비누로 예를 들어보자. 공장에서든 가정에서든 비누를 천연 원료 기름을 써서 만들었다고 하더라도 100% 천연 비누라고 할 수는 없다. 합성 제품인 양잿물을 쓰지 않고 비누를 만들 수 있는 방법은 없기 때문이다. 가정에서 만들 때도 마찬가지다. 이 양잿물은 소금을 전기분해해서 만든 합성 제품이다. 그러므로 천연 기름을 원료로 해도 천연 비누를 만들 수 없는 것이다.

샴푸 역시 제조 과정에서 화학 첨가물을 포함할 수밖에 없기 때문에 100% 천연 샴푸는 존재하지 못하는 것이다. 최근에는 샴푸마다 한방 성분을 비롯하여 다양한 식물의 추출물 성분을 첨가하고 있다. 이처럼 <u>천연 원료를 이것저것 사용했다 하더라도 화학 성분의 첨가물이 들어갔기 때문에 100% 천연 샴푸라고 부르지 못하고 천연 원료를 사용하였다는 의미에서 '천연 유래 샴푸'라 칭하는 것이다.</u>

샴푸에 들어가는 원료는 너무나 많다. 흔히 아는 것이 계면활성제일 텐데 그 외에도 인체에 유해한 성분이 들어갈 수 있다. 최근에는 이런 정보를 확인하기가 비교적 쉬워졌다. 미국의 비영리 환경 시민단체인 EWGEnvironmental Working Group에서는 자체적으로 화장품 원료의 유해성을 조사하고 점수를 매겨 유해성을 등급으로 표시했다. 2억 5000여 개의 연구 조사 결과를 통해 1~10까지의 성분 안전도 등급을 설정한 것이다. 숫자가 낮을수록 안전한 성분이며 숫자가 높을수록 위험한 성분이다. 따라서 1~2등급은 '안전', 3~6등급은 '보통'이나 '위험', 7~10등급은 '높은 위험' 성분을 나타낸다. 이를 샴푸에도 적용할 수 있다. 두피도 피부와 다르지 않기 때문이다.

다만 EWG에서 1등급이 나왔다고 해서 무조건 안전한 성분이라고 생각하면 안 된다. EWG는 각 성분의 등급이 얼마나 많은 연구를 통해 나온 것인지도 표기하고 있다. 안전성 연구 결과가 없는 성분을 1등급으로 표시하는 경우가 종종 있기 때문에 얼마나 많은 연구 결과가 있었는지 그 데이터의 양을 확인하는 것이 좋다. 데이터의 양은 'None(전혀 없음), Limited(조금 있음), Fair(적당하게 있음), Good(많이 있음), Robust(매우 많이 있음)'으로 표시된다.

www.ewg.org/skindeep
이 웹사이트에서 성분명을 영어로 입력하면 각 성분의 등급과 인체에 대한 유해성 여부를 확인할 수 있다.

일반적으로 건강한 두피를 갖고 있는 사람이라면 화학 성분이 (허용 기준 이내로) 약간 함유된 경우에는 두피에 큰 영향을 끼치지는 않을 것이다. 다만 두피 트러블이나 탈모가 있는 사람이라면 이런 샴푸는 피하라고 말하고 싶다. 증상을 더 가속화시킬 수 있는 요인임에는 분명하기 때문에 주의해야 한다.

그런데 이렇게 안 좋은 성분들을 샴푸에 왜 넣는 걸일까? 제조업체들이 나빠서? 그렇지는 않다. 화학 성분이 아닌 식물성을 사용하면 제품의 제조원가가 많이 올라갈 수밖에 없다. 그러면 샴푸 가격도 오른다. 샴푸가 현재보다 3~4배 이상 비싸진다면 쉽게 사서 쓸 수 있을까? 게다가 매일 써야 하는데 말이다.

유통의 문제도 있다. 방부제를 넣지 않는 경우에는 유통기한이 짧아지기 때문에 유통하는 데 많은 어려움이 있다. 그럼 기업 입장에서는 재고관리가 안 되니 손해를 볼 수 있는 것이다. 제조업체가 나쁘다고 할 수는 없고, 이런 샴푸를 절대 쓰면 안 된다고 말하기 어려운 것도 이런 이유들 때문이다. 또한 식물성 계면활성제를 넣었을 때는 거품이 덜 난다. 그렇기 때문에 대부분의 소비자는 평소의 쓰던 제품에 비해 안 좋다는 생각을 하게 된다. 익숙하지 않아 개운하지 않다고 느낄 수도 있다. 머리카락이 뻣뻣한 걸 좋아할 사람은 없을 것이다. 유연제가 들어 있지 않은 샴푸를 사용하면 모발이 엉키고 불편한 게 사실이다.

두피 센터를 운영하면서 고집하는 것이 가능한 천연 원료로 만든 샴푸를 사용하는 것이다. 그런데 이 샴푸를 사용한 고객들이 불만을 토로할 때가 있다. 일반 샴푸와 비교하면 거품이 덜 나고 뻣뻣하다는 것이다. 이런 샴푸의 단점이다. 또한 천연 계면활성제는 화학 계면활성제에 비해 세정력이 떨어질 수 있다. 많은 사람들이 모발 관리를 위해 헤어에센스 같은 모발 보호제를 사용하기도 하고, 왁스나 무스 같은 스타일링제를 사용한다. 이런 이물질들이 모발을 감싸고 있어서 천연 샴푸가 이들을 말끔히 분해하고 씻어내기 힘들 수 있다.

이런 경우에는 두 번 샴푸하는 것이다. 먼저 거품을 가볍게 헹구어내서 모발의 이물질을 분해한다. 그런 다음 샴푸를 처음 사용한 양의 반 정도만 사용하여 다시 한 번 거품을 내는 것이다. 이미 이물질이 어느 정도 분해되었기에 두 번째 내는 거품은 아주 미세하면서 부드러워질 것이다. 샴푸 후에도 모발을 만져보면 부드럽고 자연스러운 느낌이 든다.

Tip

샴푸의 유해 성분 확인법

여기서는 샴푸에 사용되는 유해한 성분들을 소개한다. 이를 일반 사람들이 다 외울 수는 없고 그럴 필요도 없다. 다음에 제시한 유해 성분을 휴대폰 사진으로 찍어놓고 샴푸를 살 때 체크하는 것으로 충분하다. 다만 더 알고 싶은 사람을 위해 성분 하나하나에 대해 자세히 설명하니 참고하자.

라우릴설페이트 Lauryl Sulfate

모공으로 흡수되는 라우릴설페이트로 인해 모낭에 존재하는 머리카락 세포가 손상되어 머리카락이 가늘어질 가능성이 있으며, 모낭 안쪽의 줄기세포가 손상될 경우 영구적인 탈모에 이를 수도 있다. 모낭 안쪽에는 피부 보호막이 없으며, 피부 보호막도 침투할 수 있는 라우릴설페이트는 더 쉽게 모공으로 침투할 수 있다. 소듐라우릴설페이트 Sodium Lauryl Sulfate, SLS는 라우릴설페이트소듐염이며, 소듐라우릴황산염이라고도 한다. 기관계 유독성이나 위험성이 예상되는 것으로 분류되며, 환경 독소가 되는 것으로 의심한다. 사람들에게서 알레르기 반응이나 민감 반응을 일으킬 수 있다.

피부나 두피가 가렵거나 홍반을 동반하는 염증이 있을 경우나 머리카락이 가늘어지는 탈모가 있다고 의심되는 경우 매일 사용하는 샴푸나 세정제의 성분을 확인해보자. 라우릴설페이트계의 성분이 들어 있다면 과감하게 사용을 중단해야 한다.

라우레스설페이트Laureth Sulfate

라우릴설페이트에 에틸렌옥사이드Ethylene Oxide가 부가되어 형성된다. 에틸렌옥사이드는 백혈병, 유방암을 유발하는 1급 발암물질로 알려져 있다. 라우레스설페이트 자체가 암을 유발하지 않는다고 알려져 있지만 에틸렌옥사이드가 체내에 잔존하면 암을 유발할 가능성이 있다는 것이다.

또한 에틸렌옥사이드 2개의 분자가 결합하여 새로운 발암물질인 1,4-다이옥산1,4-dioxane이 형성되어 잔존할 수 있다는 것이다. 1,4-다이옥산은 WHO에서 2B급 발암물질로 규정한 물질이다.

프로필렌옥사이드pripylene oxide / 아크릴로니트릴acrylonitrile 코카미도프로필베타인Cocamido Propyl Betaine

프로필렌옥사이드와 아크릴로니트릴 또한 2B급 발암물질이며, 프로필렌옥사이드는 보습제로 사용되는 프로필렌글라이콜Propylene Glycol의 원료다. 아크릴로니트릴은 거품 형성을 촉진하는 코카미도프로필베타인에 부가되는 성분이다.

코카미도프로필베타인은 거품을 촉진하는 기능을 하는데 디메틸아미노프로필아민dimethylaminopropylamine과 소듐모노클로로아세이트sodium monochloroacetate가 화학 결합해 생긴다. 이중 디메틸아미노프로필아민DMAPA 디메틸아민dimethylamine과 함께 2B급 발암물질 아크릴로니트릴acrylonitrile의 결합에 의해 생긴다.

디에탄올아민Diethanolamine

계면활성제 자체가 발암물질인 것으로 구분되는 것에는 디에탄올아민diethanolamine과 코카마이드디이에이cocamide DEA가 있다.

디에탄올아민은 1급 발암물질 에틸렌옥사이드와 암모니아의 결합에 의하여 합성되는 일종의 계면활성제이며, 라우라마이드디이에이 또는 코카마이드디이에이 계면활성제 합성의 원료로 사용된다. 디에탄올아민은 2013년 WHO 산하 국제암연구소에서 2B급 발암물질로 규정된 물질이다.

코카마이드디이에이 Cocamide DEA
코카마이드디이에이는 디에탄올아민에 코코넛 오일의 지방산을 결합시킨 계면활성제다.
　　WHO에서는 2B급 발암물질로 규정되었으며, 미국 캘리포니아 주법 'Proposition 65'에서는 인체에 암을 유발하는 물질로 규정되었다.

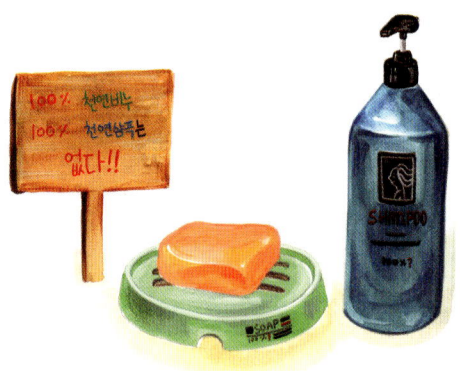

메칠이소치아졸리논 Methylisothiazolinone
메칠클로로이소치아졸리논 Methylchloroisothiazolinone

최근 가습기 살균제에 보존제로 사용되었다가 문제가 발생한 적이 있다. 메칠이소치아졸리논MIT은 살균·보존제로 사용되는 성분으로 독성을 가지고 있어 알레르기 반응 등을 나타낼 수 있으므로 주의해야 한다. 메칠클로로이소치아졸리논CMIT 성분과 함께 혼합하여 사용하며 'Kathon CG'라는 상품명으로 표기되기도 한다.

보통 2~3% 사람들에게 알레르기를 일으킬 수 있는 것으로 알려져 있으며 성장하는 아이들의 뇌세포에 DNA 손상을 일으킬 수 있다는 연구 결과가 있다. 농도가 높으면 피부에 화학적 화상을 입힐 수 있고 세포막이 손상될 수 있기 때문에 짧은 시간 동안만 피부와 접촉하는 샴푸 등의 씻어내는 제품에 사용된다.

Tip

피부에 자극을 줄 수 있는 샴푸 성분

용도	성분명	유해성	법적 사용 기준(식약처)
계면활성제 / 유화제	트리에탄올아민 TEA	피부 및 간 콩팥의 기능 장애 유발, 발암물질	제한 기준 없음
계면활성제 / 점증제	디메치콘 Dimethicone	피부 호흡 방해	
세정제	소듐라우릴설페이트 SLS	피부의 기능 장애 유발, 발암물질 오염 가능	
세정제	소듐라우레스설페이트 SLES		
연화제	사이클로메치콘 Cyclomethicone	피부 호흡 방해	
연화제	디에탄올아민 DEA	피부 장애 유발, 간 콩팥 기능 장애 유발, 발암물질	
방부제	페녹시에탄올 Phenoxiethanol	강한 피부 자극성, 알레르기 유발	1%
방부제 / 살균제	포름알데히드 Formaldehyde	알레르기 유발, 발암성 물질	0.20%
방부제 / 연화제	미네랄오일 Mineral Oil	발암물질 오염 가능성, 피부 호흡 방해, 피부 질환 유발	제한 기준 없음
방부제 / 점증제	파라핀 Parafin	피부 호흡 방해, 발암물질 오염 가능성	
산화방지제	뷰틸레이트하이드록시톨루엔 BHT	신경 독성, 피부 장애, 발암성, 환경호르몬 의심	
산화방지제	뷰틸하이드록시아니솔 BHA		
점증제	디소듐이디티에이 Disodium EDTA	알레르기 유발, 콩팥 기능 장애 유발	
착색제	인공색소 적색, 청색, 황색	알레르기 유발, 발암성 물질	0.001% ~ 6%

용도	성분명	유해성	법적 사용 기준(식약처)
살균 보존제	쿼터늄-15 Quaternium-15	발암성 물질, 알레르기 유발, 자극	0.20%
여드름 살균제	살리실산 Salicyic Acid	알레르기 유발, 피부염 유발, 홍조, 발진, 가려움	제한 기준 없음
살균 보존제	메칠이소치아졸리논 CMIT 메칠클로로이소치아졸리논 MIT	알레르기 유발, 피부염 유발	0.0015% 이하

인체에 자극을 줄 수 있는 샴푸 성분

용도	성분명	유해성	법적 사용 기준(식약처)
계면활성제	폴리에틸렌글라이콜 PEG	발암성, 간 콩팥 기능 장애 유발	제한 기준 없음
계면활성제 / 보습제	폴리프로필렌글라이콜 PPG		
방부제	~파라벤 ~parabens	내분비 교란, 알레르기 유발, 유방암 의심 물질	단일 0.4% 혼합 0.8%
방부제	이미다졸리닐우레아 Imidazolinyl urea 디아졸리니딜우레아 Diazolinyl urea	발암물질 오염 가능	0.5%
여드름 살균제	트리클로산 Triclosan	호르몬 대사 방해, 신경계 교란, 발암성 물질	0.3%

* 위의 성분들은 외울 필요 없이 사진으로 담아두자.

믿지 못할
탈모 개선 샴푸

　유기농, 천연 원료를 사용한 샴푸들이 탈모 관리를 위해 좋다고들 말한다. 두피와 모발을 위해 좋은 식물성 원료나 한방 재료들을 20~30여 가지 포함했다고 강조한다.
　하지만 많은 성분이 함유되었다고 탈모에 좋은 샴푸라고는 생각하지 않는다. 우리가 샴푸를 하면서 샴푸 액이나 거품이 두피에 머무르는 시간은 얼마나 될까? 보통은 전체적으로 거품을 낸 다음 바로 헹구어내기 때문에 거품이 두피에 머무르는 시간은 불과 1분도 되지 않을 것이다. 그러니 샴푸에 좋은 성분이 함유되었다고 해서 실제로 두피에 흡수가 되고, 탈모를 개선한다고 보기는 어렵다. 그러므로 소비자들도 탈모 개선 샴푸라는 말에 너무 현혹되지 않기를 바란다.

반면에 유해 성분이 들어갔다면 아무리 짧은 시간 샴푸를 해도 영향을 줄 수 있다. 시중의 일반적인 샴푸들은 보통 계면활성제를 비롯해 유화제, 세정제, 보습제, 점증제, 산화방지제, 살균·보존제 등 위험도가 높은 성분들을 다양하게 함유하고 있다. 대부분 비슷한 성분들을 함유하고 있는데, 특히 '탈모'에 좋다고 광고하는 샴푸들도 별로 다르지 않다.

물론 인체에 무해한 정도로 첨가할 수 있도록 허용되고 있다. 식품의약품안전처의 기준에 따라 관리되고 있으며, 허용 기준을 초과하지 못하도록 규제하고 있다. 그러나 인체에 무해한 정도라 해도 모든 사람에게 안전할 수는 없다. 미량의 유해 성분에도 민감하게 반응하는 사람이 있을 수 있는 것이다. 더욱이 이미 두피와 탈모의 문제를 지니고 있는 사람은 직접적으로 두피에 자극을 받을 수도 있다.

범람하는 다양한 종류의 샴푸들 가운데에서 두피와 모발을 보호하기 위해 좀 더 안전한 제품을 찾는 것은 소비자의 몫이 되어 버렸다. 따라서 샴푸를 구입할 때는 전체 성분 표시를 주의 깊게 들여다볼 필요가 있다. 특히 두피와 모발의 건강에 관심을 갖는 소비자라면 꼼꼼하게 제품에 포함된 성분에 대해 유해성 유무를

세심하게 따져보기 바란다.

여기서는 대표적으로 탈모 예방 샴푸로 불리는 샴푸의 성분을 예로 분석해보았다. 이를 참고해 샴푸를 고를 때 성분표를 꼭 확인하길 바란다.

> **탈모 전문 A 샴푸의 전성분 표시**
>
> 소듐라우레스설페이트SLES, 소듐라우릴설페이트SLS, 구절초 추출물, 주엽나무 추출물, 코카미도프로필베타인, 디메치콘, 용안열매 추출물, 피이지-7글리세릴코코에이트, 쿼터늄-60, 프로필렌글라이콜, 상백피 추출물, 백지 추출물, 천궁 추출물, 녹차 추출물, 인삼 추출물, 쑥 추출물, 카보머, 오크비니거, 향료, 판테놀, 멘톨, 마치현 추출물, 메칠파라벤, 토코페릴아세테이트, 에탄올, 트리에탄올아민, 메칠클로로이소치아졸리논, 메칠이소치아졸리논

탈모 전문 A 샴푸의 전체 성분을 등급 분석해보면 다음과 같다. 소듐라우레스설페이트와 소듐라우릴설페이트는 합성 계면활성제-세정제로서 피부 장애와 발암물질을 유발하는 EWG 3등급 원료다. 코카미도프로필베타인은 정전기방지제-점증제로서 EWG 4등급이다. 디메치콘은 기포 방지제, 수분 증발 차단제로서 피부 호흡 장애를 일으키는 기관계 독성 물질로 EWG 3등

급이다. 피이지-7글리세릴코코에이트는 계면활성제-유화제로서 간장, 신장 장애를 발생시키고 알레르기 유발물질로 EWG 4등급이다. 향료는 두통, 현기증, 발진, 색소침착, 기관지 자극을 유발하며 EWG 8등급이다.

메칠파라벤은 방부제로서 EWG 4등급이다. 트리에탄올아민은 향료-ph조절제-계면활성제로서 EWG 3등급이다. 메칠클로로이소치아졸리논과 메칠이소치아졸리논은 합성 보존제로서 알레르기와 피부염을 유발하며 EWG 6~7등급이다.

탈모 전문 B 샴푸의 전성분 표시

정제수, 라벤더 추출물, 알로에베라잎즙 추출물, 로즈마리잎 추출물, 암모늄라우릴설페이트, 디소듐라우레스설포석시네이트, 라우라미도프로필베타인, 디메치콘피이지-7이소스테아레이트, 하이드록시프로필트리모늄하이드롤라이즈드밀단백질, 하이드롤라이즈드브라질넛프로테인, 밀아미노산, 아보카도오일, 글리세린, 토코페릴아세테이트, 피이지-30캐스터오일, 폴리쿼터늄-7, 향료, 제라니올, 리날룰, 시트로넬올, 리모넨, 폴리소르베이트80, 네이트, 포타슘소르베이트, 페녹시에탄올

탈모 전문 B 샴푸의 전체 성분을 등급 분석해보면 다음과 같

다. 암모늄라우릴설페이트, 디소듐라우레스설포석시네이트, 라우라미도프로필베타인은 합성 계면활성제-세정제로서 피부 기능 장애, 발암물질 오염의 가능성이 있다. 디메치콘피이지-7이소스테아레이트는 피부·헤어컨디셔닝제로서 EWG 3등급이다.

토코페릴아세테이트는 산화방지제-피부컨디셔닝제로서 EWG 3등급이다. 피이지-30캐스터오일은 계면활성제-유화제로서 EWG 5등급이다. 폴리쿼터늄-7은 정전기방지제-피막형성제-모발고정제로서 EWG 3등급이다. 향료는 앞의 것과 마찬가지로 EWG 8등급이다. 제라니올, 리날룰, 시트로올, 리모넨 등은 착향제로서 접촉성 피부염과 알레르기를 유발하며 EWG 5~7등급이다. 폴리소르베이트80은 계면활성제-유화제-용해보조제로서 EWG 3등급이다. 포타슘소르베이트는 살균·보존제로서 EWG 3등급이다. 페녹시에탄올은 방부제로서 EWG 4등급이다.

경계심 없이 사용하는 린스와 트리트먼트

린스는 모발을 코팅하여 정전기를 줄여주고 윤기를 더해주며, 손상된 모발을 보호해주는 역할을 한다. 트리트먼트는 모발에 영양을 주지만 서로 비슷한 기능을 하므로 최근에는 린스와 트리트먼트가 혼합한 형태의 제품이 많다.

<u>린스나 트리트먼트가 두피에 남아 있으면 모공을 막아 피부 트러블을 유발할 수 있다. 특히 짧은 모발인 경우에는 두피에 닿기 쉽기 때문에 가능하면 사용하지 말기를 바란다.</u> 긴 모발인 경우에는 두피에 닿지 않게 모발 끝에만 마사지한 후 잘 헹구어준다. 그러나 마사지하고 헹구는 과정에서 어쩔

수 없이 두피에 닿게 된다. 그러므로 린스나 트리트먼트로 헹구는 것보다는 샴푸 후에 모발을 어느 정도 말리고 모발에만 바르는 에센스 등을 사용하기를 권한다.

시중에 유통되는 린스나 트리트먼트 제품 또한 샴푸처럼 성분을 살펴야 한다. 현재 유통되는 린스나 트리트먼트의 제품들은 일반적으로 건강한 두피와 모발을 가진 소비자를 기준으로 만들어졌다고 생각하는 것이 맞다. 실제 여러 제품을 확인해봐도 인체에 유해할 수 있는 성분들을 다양하게 함유하고 있다. 그렇기 때문에 두피나 탈모 관리를 시작하거나 이미 진행하고 있는 소비자라면 린스나 트리트먼트의 사용을 당장 중지하라고 하고 싶다. 두피 문제나 탈모증으로 고민하는 사람이라면 탈모 예방에 도움이 되거나 모발을 자라게 해주는 등의 효과를 기대하며 샴푸를 택할 것이다. 그러면서도 <u>린스나 트리트먼트는 아무런 경계심 없이 사용하는 경우가 있다. 이는 아주 잘못된 선택이다.</u> 샴푸의 경우는 어느 정도 예민하고 문제가 있는 두피를 위한 제품이 나와 있다. 지극히 적긴 하지만 말이다. 그러나 린스나 트리트먼트 종류는 거의 전무하다고 할 수 있다.

린스나 트리트먼트를 완전히 헹구어내지 못하는 경우가 많고, 따라서 수건으로 말리는 과정에서 전체 두피에 묻을 가능성이 매우 높다. 아무리 좋은 샴푸를 사용하더라도 두피에 다량의 린스나 트리트먼트 잔여물이 남아 있다면 그 위험성은 계속 존재한다고 할 수 있다. 린스와 트리트먼트의 성분은 어떻게 확인해야 하는지 예시를 통해 참고하길 바란다.

린스의 전성분 표시 예

정제수, 세테아릴알코올, 스테아릴알코올, 디메치콘, 스테아라미도프로필디메칠아민, 사이클로펜타실록산, 글리세린, 바실꽃/잎 추출물, 글루타믹애씨드, 벤질알코올, 베헨트리모늄클로라이드, 디스테아릴디모늄클로라이드, 세테아레스-20, 프로필렌글라이콜, 향료

린스의 전체 성분을 등급 분석해보면 다음과 같다. 디메치콘은 피부와 모발 컨디셔닝 기능이 있다. 그러나 독성 유해 물질로 구분되며 간장과 신장에 영향을 줄 수 있고, 알레르기를 유발할 가능성이 있는 것으로 알려져 있다. 실리콘의 일종으로 자연에서 분해가 되지 않고 불임 유발 가능성까지 가진 대표적인 유해 물질로서 EWG 3등급이다. 사이클로펜타실록산은 모발 컨디셔닝, 피부 유연 기능이 있지만 내분비장애를 일으킬 수 있어 화장품에는 극소량이 사용된다. 헤어 제품에서는 머릿결을 보호해주고 정전기를 방지한다. 신경 독성이 의심되며, 피부 트러블과 알레르기 유발이 가능하고, EWG 3등급이다.

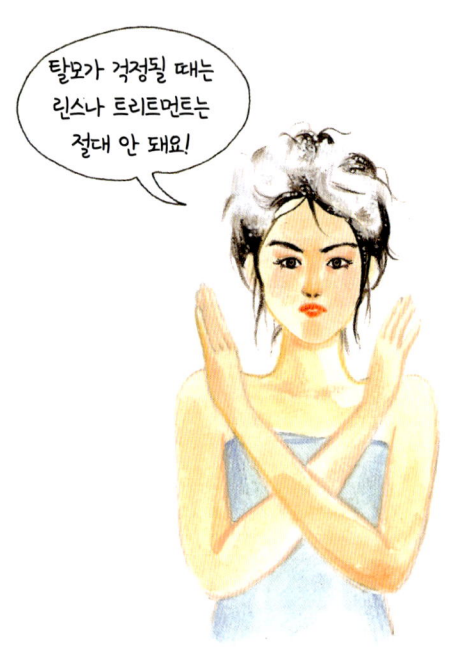

벤질알코올은 보존제로도 사용된다. 피부에 접촉하면 자극을 일으킬 수 있으며, 눈에 접촉하면 심각한 자극을 일으킬 수 있다. 소량 섭취에는 급성 독성이 없는 것으로 보고되었으나, 고용량으로 사용하면 위장관 자극을 일으킬 수 있고 중추신경계에 영향을 줄 수 있다. EWG 5등급이다. 또한 알코올보존제는 면역독성을 일으킨다고 식약처가 고시한 알레르기 유발 성분이다.

베헨트리모늄클로라이드는 정전기방지제-모발컨디셔닝제로 거친 모발에 컨디셔닝 역할을 하여 모발을 부드럽게 연화시키는 데 도움을 주고, 정전기를 방지함으로써 머리 손질을 쉽게 해준다. EWG 3등급이다. 디스테아릴디모늄클로라이드 정전기방지제-모발컨디셔닝제인데, 인체에 해로우며 알레르기 유발 가능한 물질로 EWG 3등급이다. 세테아레스-20은 계면활성제로 세정제-용해보조제의 기능을 한다. 피부 흡수를 용이하게 하는데, 독성 물질을 함유할 수 있어 화장품에서 적은 양을 사용하도록 규정하고 있다. EWG 3등급이다. 프로필렌글라이콜은 보습제-연화제-방부제와 피부컨디셔닝제 점도 조절의 다양한 용도로 사용된다. 안구와 피부에 자극과 알레르기를 유발할 수 있으며, EWG 3등급이다. 향료는 보통 성분이 충분히 기재되지 않는다. 두통, 현기증, 발진, 색소침착, 기관지 자극을 유발할 수 있는 것으로 알려져 있다. EWG 4~8등급이다.

트리트먼트의 전성분 표시 예
정제수, 사이클로펜타실로산, 미네랄오일, 하이드롤라이즈드실크, 디메치콘올, 피이지-12디메치콘, 테트라소듐이디티에이, 시트릭애씨드, 소듐시트레이트, 폴리아크릴아마이드, 라우레스-7, 글리세릴테아레이트, 피이지-100스테아레이트, 에칠헥실메톡시신나메이트(옥티노제이트, Octinoxate), 메칠클로로이소치아졸리논, 메칠이소치아졸리논

    트리트먼트의 전체 성분을 등급 분석해보면 다음과 같다. 사이클로펜타실록산은 유연제-피부컨디셔닝제-헤어컨디셔닝제의 역할을 한다. EWG 3등급이다. 미네랄오일은 헤어 컨디셔닝, 정전기 방지, 피부 보호를 위해 쓰인다. EWG 1~3등급이나 피부 호흡과 독소 배출을 방해하고, 여드름 유발 또는 세포 발육을 방해해 피부 노화를 일으킬 가능성이 있다고 한다.

    피이지-12디메치콘은 독성 유해 물질로 구분되며 감각 조직에 독성으로 작용할 수 있다고 한다. 간장과 신장에 영향을 줄 수 있고, 알레르기를 유발 가능성이 있는 것으로 알려져 있다. EWG 3등급이다. 테트라소듐이디티에이는 피부 흡수를 돕는 성분이나 눈에 들어가지 않게 하는 것이 좋다. EWG 2등급이다. 폴리아크릴아마이드는 피막 형성의 기능을 한다. 유해 독성이 있는 것으로 구분된다. EWG 4등급이다.

라우레스-7은 계면활성제 유화제의 기능을 한다. 1,4 다이옥산과 같은 독성 물질을 포함하고 있다. EWG 3등급이다. 피이지-100 스테아레이트는 각 물질이 흡착하여 잘 섞이도록 하는 활성 물질 역할을 하고 세정력을 부여하는 데 도움을 준다. 그러나 간장과 신장 장애 발생, 알레르기 유발 물질, 환경 독성이 있는 것으로 간주된다. EWG 3등급이다.

에칠헥실메톡시신나메이트는 자외선 차단제의 기능을 하지만 피부 자극이나 알레르기를 유발하거나 내분비 장애를 일으킬 수 있다. EWG 6등급이다. 메칠클로로이소치아졸리논은 합성 보존제로 알레르기를 유발하거나 면역 독성으로 작용할 수 있다. EWG 6등급이다. 메칠이소치아졸리논은 보존제로서 알레르기를 유발하거나 면역 독성으로 작용할 수 있다고 보고되었다. EWG 7등급이다.

모공을 막아버리는
스프레이와 왁스

 헤어스타일 연출을 위해 꼭 필요한 것이 헤어스타일링 제품이고, 대표적으로 스프레이나 왁스 등이 있다. 특히 탈모가 있는 사람은 모발이 가늘고 힘이 없다 보니 헤어스프레이를 써서 머리를 고정하는 경우가 종종 있다.

 헤어스프레이는 물이나 알코올에 용해되는 고분자를 이용해서 모발을 고정한다. 일반적으로 스프레이용 압축가스·알코올·폴리비닐피롤리돈·포름알데히드·인공 향 등이 들어 있고, 폴리비닐아세테이트 공중 합체·무수마레인산 공중 합체 등의 폴리머 류가 사용되고 있다. 헤어스프레이와 같은 휘발성이 강한 개인위생용품 알레르기와 폐 관련 질환을 악화시킨다는 더 많은 증거들이 최근에 나오고 있다.

헤어스프레이는 왁스나 젤처럼 손으로 모발만 바르는 것이 아니라 분무 방식이라서 모발에 분사하면서 두피에 닿을 수밖에 없다. 그러면 모공 주변에 있는 노폐물과 땀, 피지 등과 엉겨 붙어 일반 샴푸로 제거되지 않아서 모공 주변이 막히고 스프레이의 나쁜 성분들로 인해 두피가 민감해지고 트러블이 생겨 탈모를 일으킬 수 있다. 실제로 스프레이를 장기간 사용하여 탈모에 이르는 경우도 많이 보았다. 가능한 스프레이를 사용하지 않는 것이 좋지만 꼭 사용해야겠다면 무향의 천연 성분으로 만든 제품을 고르자. 그중에서도 가스 스프레이 형태의 제품이 아닌 액상Mist 스프레이가 자극이 덜 된다.

스프레이나 왁스 등 헤어 제품을 꼭 써야 하는 경우에는 다음을 주의하자. 첫째, 전 성분을 확인해서 가능한 유해 화학물질이 적은 것을 선택한다. 둘째, 가능한 두피에 닿지 않게 적은 양을 사용한다. 셋째, 저녁에 천연 성분의 샴푸를 이용하여 한 번 정도 스프레이나 왁스 성분을 제거한 후 다시 거품을 내서 스프레이나 왁스의 잔여물이 남지 않도록 구석구석 깨끗이 씻어준다.

스프레이 제품의 성분표도 소개한다. 유해한 성분이 분명히

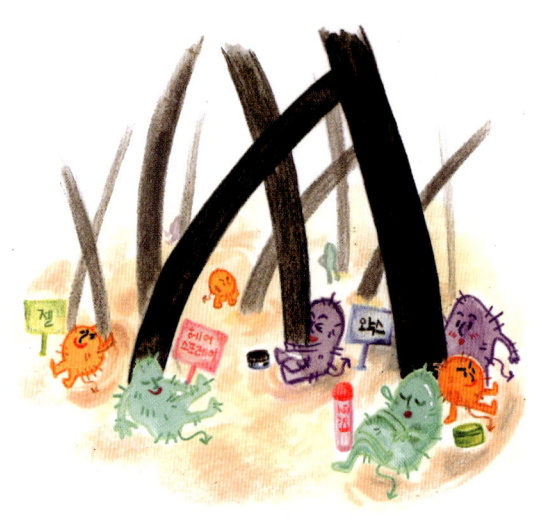

잔해물들이 서로 엉겨 붙으면 트러블이 생긴다

함유되어 있으니, 주의해서 꼭 필요한 경우에 사용하기를 바란다. 두피·탈모 관리를 하더라도 헤어스타일링제를 계속 사용한다면 관리 효과를 기대하기는 어렵다.

스프레이의 전성분 표시 예
정제수, 에탄올, 에이엠피-아크릴레이트/디아세톤아크릴아마이드코폴리머, 부탄, 프로판, 이소부탄, 글리세린, 피브이피, 디글리세린, 피이지-50하이드로제네이티드케스터, 스테아레이트, 메칠파라벤, 부틸파라벤, 벤질벤조에이트, 시트랄, 헥실신남알, 리모넨, 리날룰

스프레이의 전체 성분을 등급 분석해보자. 이 중에서 주의할 성분은 에이엠피-아크릴레이트/디아세톤아크릴아마이드코폴리머로서 피막과 필림을 형성한다. EWG 2등급이다. 또한 피브이피는 피막형성제-모발고정제 역할을 하는데, EWG 2등급이다.

이외에 피이지-50하이드로제네이티드케스터는 점증제로 EWG 3등급이다. 메칠파라벤은 방부제로 EWG 4등급이다. 부틸파라벤도 방부제로 EWG 7등급이다. 벤질벤조에이트는 착향제로 EWG 6등급이다. 시트랄은 향료로서 EWG 7등급이다. 헥실신남알도 향료로서 EWG 5등급이다. 리모넨은 착향제로 EWG 6등급이다. 리날룰도 착향제로 EWG 5등급이다.

천연 스프레이 만들기

가정에서 손쉽게 스프레이를 직접 만들 수도 있다. 꿀 함량이 많을수록 머리 모양이 유지되는데, 그렇다고 너무 많은 양을 넣으면 머리카락이 딱 붙을 수 있으니 이점은 주의한다.

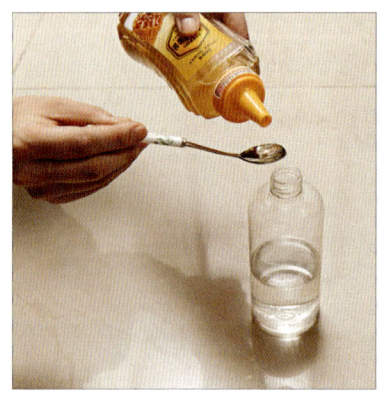 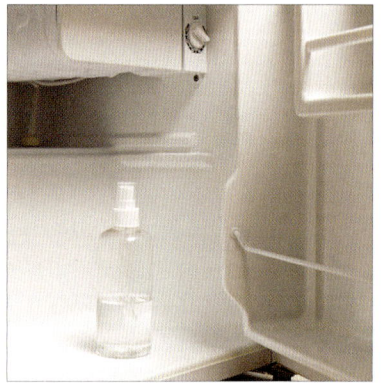

준비물 꿀, 따뜻한 물, 스프레이 용기

방법
1 분무기에 따뜻한 물을 종이컵 3분의 1 정도 넣는다.
2 ❶에 꿀을 4~6티스푼을 넣은 후 잘 섞어준다.
3 냉장 보관한다.

두피에 더 치명적인
탈색과 염색

　모발 염색 또한 꼭 필요한 경우에만 하는 것이 좋다. 실제로 염색 부작용으로 두피 전체에 염증이 발생하고 모발 전체가 손상을 입어서 찾아오는 사람이 많다. 매번 하던 염색이었는데도 어느 날 갑자기 두피에 심한 알레르기 반응이 생겨서 두피에 심각한 문제가 생기는 경우도 있다. 모발이 전체적으로 가늘어지고 전두성 탈모가 진행될 수도 있다. 두피 면역력이 심하게 약해져 있는 경우에 이런 현상이 발생할 수 있다.

　염색을 하다가 염색약이 얼굴에 묻으면 어떻게 하는가? 아마 화들짝 놀라 당장 닦으려고 애쓸 것이다. 염색약이 피부에 닿으면 좋지 않다는 생각을 모두 갖고 있는 것이다. 그런데 두피에는 아무 거리낌 없이 도포한다.

<u>두피도 얼굴과 똑같은 피부라는 사실을 너무 쉽게 잊는다. 실제로 눈에는 보이지 않지만 염색 이후에 머릿속 피부는 심각한 상처를 입는다.</u> 물론 두피가 건강한 사람은 피부의 재생력으로 손상된 부분을 회복할 수 있다. 그러나 두피의 면역력이 떨어지고 피부 재생 기능이 나쁠 경우는 회복 속도가 늦어질 수 있으며, 이런 상황에서 피부 문제가 발생할 수 있는 것이다.

탈색과 염색을 병행하는 경우도 있는데, 두피에는 더 치명적일 수밖에 없다. 일반적인 염색약에는 색깔을 내는 염료, 즉 모발 착색제가 주성분이라 할 수 있는데 독성이 강한 화학약품이라고 생각하면 된다. 염색을 자주 할수록 두피가 약해질 수 있으므로 두피가 재생이 잘 되도록 하는 관리를 함께 해주면 도움이 된다.

요즘에는 염색을 집에서 하는 사람도 많아졌다. 편리한 제품들도 많이 나온 덕분인 듯하다. 그러나 가능하면 전문가에게 시술을 받는 것이 좋다. 두피에 닿지 않고 약이 흘러내리지 않도록 시술을 더 정밀하게 해주기 때문이다. 또 흰머리를 염색할 때는 전체 염색을 하기보다는 부분적으로 하면 좋다. 정수리나 앞 부위가 흰 모발이 적은 경우에는 흰 모발이 많은 측두부나 후두부만 부분적으로 하자.

부득이하게 집에서 염색을 해야 하는 경우도 있을 것이다. 이럴 때는 일단 염색약을 고를 때부터 주의해야 한다. <u>염색약에는 파라페닐렌디아민(PPD)이라는 성분이 있다. PPD는 머리카락 염색뿐 아니라 문신, 의류 등의 염색에도 많이 이용된다.</u> 모발에 침투가 잘되고 발색이 뛰어나 시판되는 대부분의 염색약에 쓰이고 있다. 그러나 독성이 강해 얼굴과 헤어라인에 습진이 발생할 수 있으며 심한 경우 얼굴이 부어오르는 등 심각한 피부염이 발생할 수 있다.

또 다른 성분인 암모니아는 모발을 부풀어 오르게 하여 염색 성분이 잘 스며들게 하는 역할을 하는데, 두피에 잘 스며들기 때문에 주의가 필요하다. 휘발성이기 때문에 염색 중에 휘발해서 눈에 닿으면 눈을 자극하고 침침하게 만들 수 있다. 직접 눈에 닿으면 각막에 화학적 손상을 일으킬 수도 있다. 인체 내에 흡수되는 경우 폐를 손상시킬 위험도 크다. 특히 염색약을 섞어서 사용하는 제품인 경우에는 1제와 2제를 섞은 다음 암모니아가 휘발되도록 5분 정도 기다렸다가 머리에 도포하는 것이 안전하다.

유해 성분이 없는 좋은 염색약을 고르려면 인체에 해롭지 않은 친환경 제품의 성분을 꼭 확인해야 한다. PPD 성분 대신 타르 색소나 식용색소를 사용한 염색약은 시간이 지나면 색이 바래지기 쉽지만 알레르기가 없어 안심하고 사용해도 된다.

좋은 염색약을 고르려면 다음을 따르면 된다. 첫째, PPD p-페닐렌 다이아민가 없는 제품을 선택한다. 둘째, 암모니아가 없는 것을 선택한다. 셋째, 헤나 또는 오징어먹물 같은 천연염색약이라도 화학약품이 포함되어 있는 경우가 많으니 성분을 꼭 확인한다. 넷째, 식품의약품안전처가 밝힌 알레르기 유발 7대 성분을 확인하고 피한다.

PPD는 안구와 피부에 자극을 유발할 수 있다. 피부가 민감하다면 특히 위 성분을 피하는 것이 좋다. 시중에 판매되는 제품에는 100% 천연 성분을 구하기는 어렵기 때문에 최소한 PPD 성분과 암모니아 성분이 없는 것을 선택하고, 염모제에 대한 알레르기 반응을 확인하기를 바란다. 염색 전에 테스트를 하면 좋다.

Tip

알레르기 유발 7대 성분

p-페닐렌디아민 모발착색제, EWG 7등급

피부를 통해 흡수될 수 있으며 자극적이다. 모발 염색제로 사용된 경우 현기증, 빈혈, 위염, 박탈 피부염 등을 일으킨다.

2-메칠-5히드록시에칠아미노페놀 모발착색제, EWG 5등급

사람 피부에 독성으로 작용할 수 있고 알레르기를 유발할 수 있다.

M-아미노페놀 모발착색제, EWG 5등급

알레르기나 부작용을 유발할 수 있는 물질이다. 눈을 자극할 수 있어 유해 성분으로 분류된다.

황산 톨루엔-2,5-디아민 모발착색제, EWG 8등급

N, N-비스(2-히드록시에칠)-p-페닐렌디아민설페이트

모발착색제, EWG 5등급

p-메칠아미노페놀 모발착색제, EWG 3등급

프로필렌글리콜 보습제-연화제-세척제-살균소독제, EWG 3등급

염색약 사용 전 테스트 방법

염색 이틀 전에 실시하자. 상당 기간 염색을 해왔어도 알레르기 반응은 갑자기 올 수 있다. 과거에 이상이 없던 경우에도 체질 변화에 따라 달라질 수 있으므로 귀찮더라도 매번 실시해야 한다.

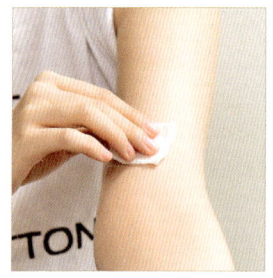 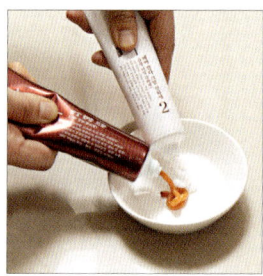 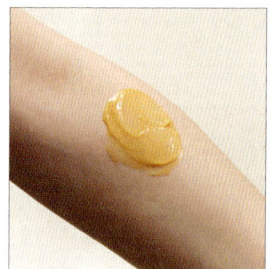

준비물   면봉 또는 솜뭉치, 플라스틱 용기, 나무젓가락

방법   1 팔의 안쪽 또는 귀 뒤쪽 머리카락이 난 주변의 피부를 잘 씻고, 탈지면으로 가볍게 닦는다.

2 염모제(제1제)와 산화제(제2제) 소량을 1:1 비율로 섞는다.

3 팔의 안쪽 또는 귀 뒤쪽 머리카락이 난 부위에 동전 크기로 바르고 자연 건조하며 그대로 30분간 방치한다.

4 30분 후에 피부 트러블이 발생하는지를 확인하면 된다. 만약 바른 부위에 발진, 발적發赤, 가려움, 수포, 자극 등이 나타나는 경우 손으로 만지지 말고 바로 씻어내고 염색을 하지 말아야 한다.

PART 3
탈모 예방 샴푸법

자신에게 맞는
샴푸 횟수를 찾아라

　두피 관리에서 가장 중요한 것은 세정, 즉 머리를 감는 일이다. 샴푸의 목적은 두피나 모발에 붙어 있는 땀, 피지, 먼지 등을 씻어내 두피와 모발을 청결하게 하고 산화된 각질을 제거하는 것이다. 이를 통해 두피·모발에 생길 수 있는 병의 감염을 예방하며 모발에 윤기를 주는 동시에 두피의 혈행血行, 즉 혈액순환을 도와주어 생리 기능을 촉진시킨다. 이처럼 샴푸는 두피의 건강 회복을 위한 가장 중요한 단계다.

　그런데 머리 감는 방법에 관해서는 따로 교육을 받거나 누가 가르쳐주지 않는다. 젊은 피부를 유지하기 위한 세안법 등을 미디어에서 자주 소개되는데 건강한 모발을 위한 세정법은 거의 본적이 없는 것 같다. 각종 화장품을 바르는 법은 많이 소개되는데 샴푸를 얼마만큼, 어떻게 도포해야 하는지는 알려주지 않는다.

일단 머리를 얼마나 자주 감아야 하는지도 모르는 사람이 많다. 간혹 머리를 이삼일에 한 번 감는다는 사람들이 있다. 모발이 건조해서 기름이 잘 끼지 않으니 티가 안 난다는 것이다. 혹은 머리를 너무 자주 감으면 머리카락이 많이 빠진다고 생각하는 사람도 있다. 그것이 두려워서 샴푸를 일주일에 1~2회만 하는 경우가 많다.

<u>한국인의 경우 9만~10만 개 정도의 머리카락을 가지고 있는데, 하루에 약 50~70개까지 머리카락이 빠지는 것은 정상적인 현상이다.</u> 자고 나서나 머리를 감을 때 빠지는 머리카락의 수가 100개를 넘으면 탈모를 의심할 수 있다고 알려져 있어서인지 탈모인은 머리카락 빠지는 숫자에 민감하다. 또 샴푸하는 과정에서 머리가 빠지는 것이 눈으로 보이니 더욱 불안해한다. 그러나 샴푸 과정에서 빠지는 모발은 휴지기에 도달해 있는 모발이다. 이미 수명이 다해서 빠질 준비를 하고 있는 모발이다.

<u>매일 세수하고 이를 닦는 것과 같이 반드시 매일 머리를 감아야 한다. 두피와 모발에는 매일매일 먼지나 이물질이 쌓이게 되고 두피의 피지 산화물들이 모공을 막게 되어 여</u>

러 가지 두피 문제(염증, 모낭충, 비듬 등)를 일으키고 모발의 성장을 방해할 수 있다. 즉 두피 모낭에 산소 공급이 저해되고, 곰팡이나 세균이 번식하고 성장하는 환경이 만들어지는 것이다. 두피 문제나 탈모가 있는 사람이라면 더욱이 매일 감아야 한다.

하루에 한 번 감느냐, 두 번 감느냐는 두피의 유형에 따라 다르다. 지성 두피라면 하루 두 번, 건성 두피나 문제성 두피라면 하루 한 번 감는 것이 좋다. 이때 샴푸는 주로 저녁에 하길 권한다. 하루 종일 두피와 모발에 쌓인 이물질을 저녁에 깨끗하게 씻어내고 잠자리에 드는 것이 좋다. 밤에 머리를 안 감고 바로 자는 경우에는 낮 동안 쌓인 먼지와 피지가 자는 동안 생성되는 피지와 합쳐지고, 피지와 합성 노폐물들이 모공을 막아 트러블을 유발하여 탈모를 일으킬 수 있다. 그런데 직장이나 학교에 갈 때 헤어스타일을 위해 아침에 머리를 감는 사람이 많다. 이런 경우에는 건조하고 예민한 두피는 샴푸를 쓰지 않고 물로만 감는 것도 방법이다.

Tip

두피의 증상에 따른 샴푸 횟수

두피 증상	두피 형태	관리 방법	샴푸 횟수
피지는 없는데 모발이 푸석푸석하다 두피가 건조하고 얇은 각질이 보인다 두피가 당기고 가려움이 있다	건성	자극에 예민하거나 쉽게 건조해지는 두피를 보습 효과를 주면서 각질은 자연스럽게 떨어지도록 유도한다 알코올 성분은 줄이면서 두피 재생 능력을 회복하도록 한다	저녁 1회 (아침에 꼭 감아야 하는 경우는 물로만 감는다.)
두피에 피지 분비가 많다 두피에서 냄새가 난다 두피에 피지가 많고 가렵거나 뾰루지가 있다	지성	피지가 관여된 두피 증상으로 피지선의 활동을 억제시키며, 염증 생성을 방지하도록 한다 염증 발생 시 원인 규명이 중요하다	아침, 저녁 2회
두피가 당기고 아프다 두피가 붉거나 가려움이 있다 두피가 아프며 비듬이 있다	문제성	스트레스로 인하여 두피 근육이 긴장하여 두피 통증이 생기고 두피 밑이 아프고 찌르는 듯한 통증을 느끼는 경우다 두피의 홍반, 염증, 자극 등 두피 이상 증상을 제거하도록 한다	저녁 1회 (아침에 꼭 감아야 하는 경우는 물로만 감는다.)

착한 샴푸를
찾아라

<u>샴푸의 주요 기능은 세정이다.</u> 두피에 붙은 피지 찌꺼기와 노폐물이 탈락되도록 도와주는 것이 첫 번째 중요한 기능이다. <u>거품이 잘 나고, 모발을 부드럽게 하고, 향기를 좋게 하는 것은 부수적인 문제다.</u> 샴푸를 사용하기 편하도록 하고, 또 각각의 샴푸에 특성을 부여하기 위함이라 할 수 있다.

문제는 샴푸에 여러 기능을 추가하면서 그만큼 많은 첨가물이 배합된다는 사실이다. 거품을 잘 나게 하는 거품성형제, 모발을 부드럽게 하는 유연제, 향기를 좋게 하는 향료 등은 대부분 화학적 제조 과정을 거친 화합물이라 할 수 있다.

그러므로 두피와 모발에 좋은 샴푸를 선택하기 위해서는 '적은 첨가물'과 '좋은 원료'를 우선적으로 확인해야 한다. 두피에 자극이 적은 제품을 선택하는 것이 안전하고, 좋은 방법이라고 생각한다. 시중에 파는 샴푸 중 좋은 샴푸를 추천해달라는 요청을 많이 받는다. 하지만 추천하기가 쉽지 않다. 현재 일반적으로 판매되는 제품들은 건강한 일반인을 기준으로 제조된 샴푸가 대부분이다. 두피 문제에 초점을 맞춘 제품도 있기는 하지만 첨가물을 모두 검증하기가 쉽지 않다.

무엇보다 저렴하면서 좋은 샴푸를 찾기는 매우 어렵다. 상황에 따라 자신에게 맞는 제품을 선별하되, 지금까지 강조한 것처럼 인체에 유해한 성분을 가능하면 피하는 것이 좋겠다.

여기서는 비교적 좋은 성분을 가진 샴푸의 성분표를 소개한다. 이것을 참고로 해서 직접 제품의 성분표를 분석할 수 있을 것이다. 조금만 신경 써서 제품의 성분을 확인한다면 분명히 좋은 제품, 착한 샴푸를 찾아낼 수 있을 것으로 확신한다.

유기농 P 샴푸의 전성분 표시

정제수, 알로에베라잎 추출물, 데실글루코사이드, 코코-글루코사이드, 글리세린, 잔탄검, 글리세릴올리에이트, 글리세릴카프릴레이트, 디카프릴릴에텔, 라우릴알코올, 알지닌, 향료(바닐린)

유기농 P 샴푸의 전체 성분을 등급 분석해보면 다음과 같다. 알로에베라잎 추출물은 보습제-피부연화제-피부컨디셔닝제로서, 데실글루코사이드는 식물성 계면활성제로서, 코코-글루코사이드는 계면활성제-세정제로서 EWG 1등급이다. 글리세린은 보습제-피부보호제로서 EWG 2등급이다. 잔탄검은 피부컨디셔닝제-계면활성제-유화제-점증제로서 EWG 1등급이다.

글리세릴올리에이트는 피부유연화제-계면활성제-유화제로서 EWG 1등급이다. 글리세릴카프릴레이트는 피부유연화제-계면활성제-유화제로서 EWG 1등급이다. 디카프릴릴에텔은 피부유연화제로서 EWG 1등급이다. 라우릴알코올은 피부유연화제-계면활성제-유화제-점증제로서 수용성이며 EWG 1등급이다. 알지닌은 모발·스킨컨디셔닝제로서 EWG 1등급이다. 향료(바닐린)은 자연 유래 향료로서 EWG 1등급이다.

유기농 B 샴푸의 전성분 표시

정제수, 소듐코코일글루타메이트, 소듐코코암포아세테이트, 라우릴글루코사이드, 소듐라우릴글루코오스카복실레이트, 글리세린, 시트릭애씨드, 피씨에이글리세릴올리에이트, 글리세릴올리에이트, 코코글루코사이드, 하이드롤라이즈밀단백질, 트리립숍베리 추출물, L-멘톨, 소듐글루코네이트, 소듐벤조에이트

유기농 B 샴푸의 전체 성분을 등급 분석해보면 다음과 같다. 소듐코코일글루타메이트는 코코넛에서 유래된 음이온 계면활성제로서 EWG 1등급이다. 소듐코코암포아세테이트는 모발컨디셔닝제-거품형성제로서 EWG 1등급이다. 라우릴글루코사이드는 계면활성제로서 EWG 1등급이다. 소듐라우릴글루코오스카복실레이트는 식물성 계면활성제로서 EWG 1등급이다. 글리세린은 보습제로서 EWG 2등급이다. 시트릭애씨드는 과일 추출물로서 ph 조절 기능을 한다. EWG 2등급이다.

피씨에이글리세릴올리에이트는 피부컨디셔닝제-유연제로서 EWG 1등급이다. 글리세릴올리에이트는 피부컨디셔닝제-유연제로서 EWG 1등급이다. 코코글루코사이드는 천연계면활성제로서 EWG 1등급이다. 하이드롤라이즈밀단백질은 피막형성제-모발컨디셔닝제로서 EWG 1등급이다. 트리립숍베리 추출물은 천연 계면활성제로서 EWG 1등급이다. L-멘톨은 감미제-풍미제로서 해열, 소염, 피부 탄력에 도움이 된다. EWG 1등급이다. 소듐글루코네이트는 피부컨디셔닝제로서 EWG 1등급이다. 소듐벤조에이트는 살균보존제로서 EWG 3등급이다.

헤어라인을
세밀하게 씻어라

두피 상담을 하면서 이론과 실제는 다르다는 것을 느낄 때가 많다. 그중 하나는 여성의 탈모에 관한 것이다. 이론상으로는 여성의 헤어라인 부위는 '아로마타제Aromatase'라는 효소가 존재하기 때문에 탈모가 오지 않는다고 하는데, 실제로는 여성이 탈모 문제로 찾아오는 경우가 아주 많았다. 특히 여성 탈모의 30% 이상은 헤어라인 탈모다.

2~3년 동안은 그 원인을 알지 못한 채 고객 관리만 했었다. 그러다 나도 이마 라인에 숱이 약간 적어지고 있다고 느꼈다. 두피 현미경으로 촬영을 해보았는데, 헤어라인 쪽의 두피가 붉고

뽀루지도 약간 있었다. 원인을 찾다가 나의 세안 과정에 문제가 있다는 것을 알게 되었다.

세안을 할 때 헤어라인 주위에 세안제의 성분이 남아 있기 쉽다. 그러면 두피 트러블을 일으키며 탈모의 원인이 될 수 있다. 세안제나 비누의 잔여 성분이 두피 주변에 그대로 남아서 문제를 일으키는 것이다. 여기서 두피 트러블이란 피부 트러블처럼 두피에 생기는 다양한 두피 변화를 말한다. 두피의 혈관 확장, 피부 변화, 뽀루지, 염증 등을 포함한다. 원래 헤어라인 쪽은 얼굴 피부보다 더 세밀하게 세안을 해야 하는 부위다. 그런데 일반적으로 거품이 제거되면 된다고 생각하고 대충 닦는다는 것이다.

또 여성들은 아침에 머리를 감는 경우가 많다. 아침에 스타일을 잡으려면 그게 편하기 때문이다. 하루 종일 먼지와 때가 묻은 채 그대로 잠들면 두피에 좋을 리가 없다. 따라서 헤어라인 탈모를 예방하기 위해서는 저녁에 머리를 감는 것이 좋다. 아침에 머리 손질이 어렵다면 물로만 한 번 더 감아주면 된다. 아침에 세안만 하는 경우에도 헤어라인의 세안제나 비누의 잔여물이 남지 않도록 깨끗이 잘 씻어주자.

올바른 헤어라인 세안 및 샴푸법

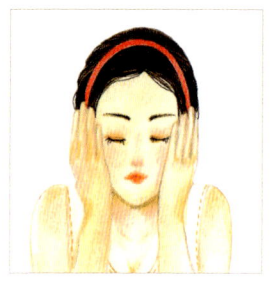 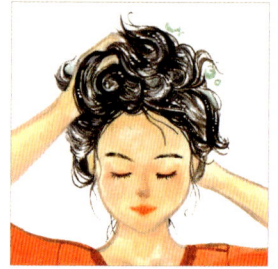 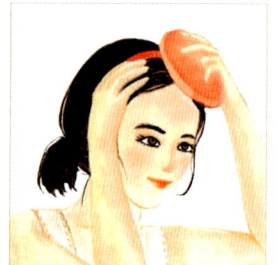

방법
1 얼굴을 세안을 한다.
2 두피와 모발에 물을 적시고 샴푸를 발라 거품을 충분히 낸다.
3 두피와 모발에 묻은 거품을 헹궈내고, 특히 헤어라인을 꼼꼼히 헹구어준다.
4 만약 샴푸를 하지 않고 세안을 하는 경우에는 해면(스폰지)을 이용하여 헤어라인 위쪽 5cm정도까지 꼼꼼히 닦아준다.

탈모를 막는
하루 한 번 샴푸법

　샴푸를 올바르게 사용해야 두피 이물질을 제거해서 두피 건강과 모발 성장을 도와준다. 샴푸의 가장 중요한 역할은 두피를 세정하는 것이다. 그러므로 샴푸를 할 때는 두피부터 문지른다. 두피 중에서도 문제 부위부터 문지른다.
　또 모발의 길이에 따라서도 샴푸법은 달라져야 한다. 짧은 머리가 많은 남성과 긴 머리가 많은 여성으로 나눠 올바른 샴푸법을 알아보자.

짧은 머리의 샴푸법

머리카락이 짧으면 샴푸할 때 그래도 수월한 편이다. 문제는 머리를 감으면서 두피에 강하게 자극을 주는 사람이 많다는 점이다. 두피를 두드리거나 손톱으로 긁는 등 강한 자극을 주지 않는 것이 좋다.

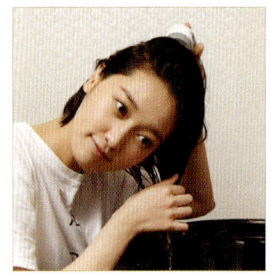 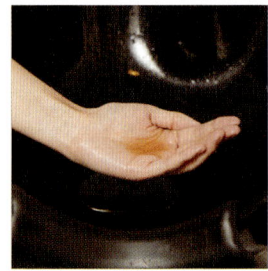 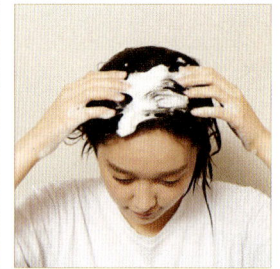

방법

1 모발을 물에 적신다. 체내 온도는 36~37도, 피부 표면 온도는 34~35도이므로 이와 비슷한 미지근한 물을 사용해야 두피에 자극이 되지 않는다.

2 손을 깨끗이 씻은 다음 샴푸의 양은 500원짜리 동전만 한 크기로 짠 후 2~3회 두 손으로 비벼서 손에서 거품을 낸다.

3 두피에서 가렵거나 문제가 있는 부위부터 거품을 구석구석 바른다. 천연 성분의 샴푸의 효과를 높이기 위해서 1회는 노폐물을 없애기 위해서, 2회는 거품을 이용해 두피 마사지를 한 후 헹구어낸다.

4 거품을 낸 후 3~5분 방치한다. 방치하는 이유는 모공 속으로 샴푸 성분이 들어가 노폐물을 제거하기 위함이다. 천연 성분이라면 10분 정도까지 방치해도 좋다. 그러나 두피에 자극을 줄 수 있는 성분이 함유되었다면 즉시 헹구어낸다.

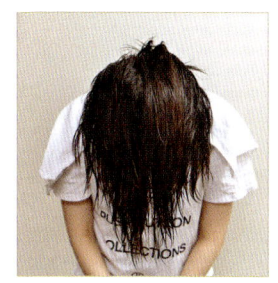 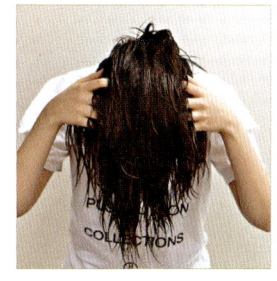 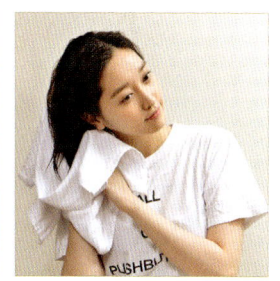

5 손가락의 지문을 이용해 가볍게 두피를 골고루 지압한다. 열 손가락을 펴서 머리카락 뿌리 쪽에서 머리카락 끝까지 빗질한다는 생각으로 빗는다. 플라스틱 재질의 두피 브러시는 두피에 자극을 주고 예민하게 만들 수 있으므로 피한다.

6 가능하면 트리트먼트나 린스 사용을 피하고, 린스를 사용할 때는 두피에 닿지 않게 모발 끝만 마사지한 후 잘 헹구어준다. 린스를 사용하기보다는 모발을 말린 후 모발 에센스를 사용하는 게 더 좋다.

7 수건으로 물기를 가볍게 누르듯이 제거한 후 가능한 한 차가운 바람으로 드라이한다.

긴 머리의 샴푸법

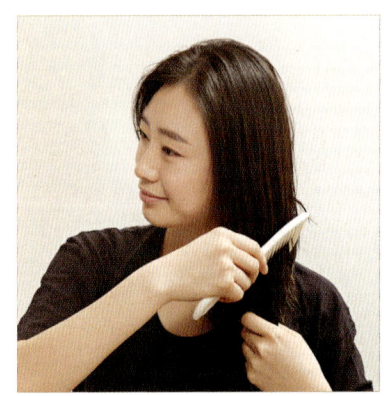 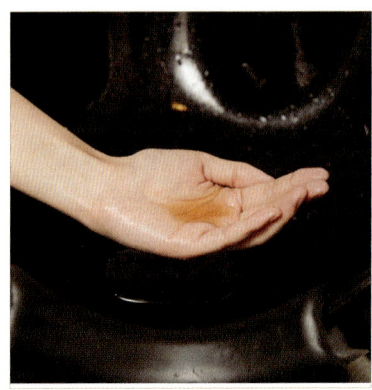

방법

1. 모발을 물에 적신다. 엉킨 모발의 경우 머리끝 부분과 엉킨 부분부터 빗어주고, 두피 쪽으로 올라오며 빗는다. 이것은 두피가 당기는 것을 예방한다. 단, 두피에 염증이나 트러블이 있는 경우에는 두피에 빗이 닿지 않게 조심해서 빗는다.

2. 샴푸의 양은 500원짜리 동전 2~3개 정도로 짜고, 4~5회 정도 두 손으로 비벼서 손에서 거품을 낸다.

3. 트러블이 있거나 탈모 증상이 있는 부위부터 꼼꼼히 바른다.

4. 거품이 충분히 나도록 지문을 이용하여 가볍게 마사지한다. 열 손가락을 펴서 머리카락 뿌리 쪽에서 머리카락 끝까지 손가락으로 빗질한다는 생각으로 빗는다. 플라스틱 재질의 두피 브러시는 두피에 자극을 주고 예민하게 만들 수 있으므로 피한다.

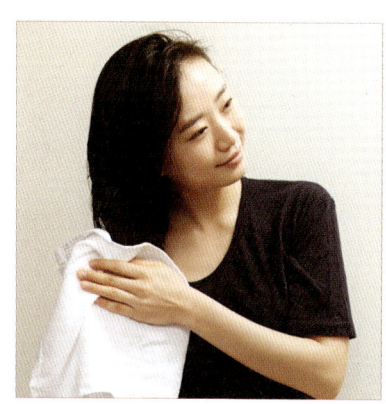 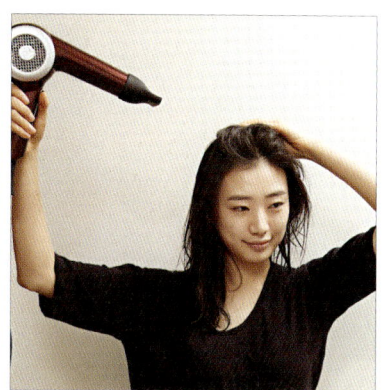

5 가능하면 린스 사용을 피하고, 린스를 사용할 때는 두피에 닿지 않게 모발 끝만 마사지한 후 잘 헹군다. 린스를 사용하기보다는 모발을 말린 후 모발 에센스를 사용하는 게 더 좋다.

6 수건으로 물기를 가볍게 누르듯이 제거한 후 가능한 한 차가운 바람으로 드라이한다. 바쁜 경우에 모발은 말리지 않아도 되지만, 두피는 꼭 말리도록 한다. 특히 정수리에서 후두부로 연결되는 부위가 모발이 잘 마르지 않는 부위이므로 꼼꼼히 말려준다.

두피와 모발을 지키는
천연 헤어팩 만들기

두피와 모발을 지키는 천연 헤어팩을 만드는 방법은 다음 페이지에 연이어서 자세히 설명하겠다.

Tip

두피 각질 제거와 모발 영양을 동시에
녹차 다시마팩

청결과 살균 효과가 있는 녹차와, 세포벽 성분인 알긴산alginic acid이 많이 들어 있는 다시마는 손상된 두피와 모발을 건강하게 만들어준다.

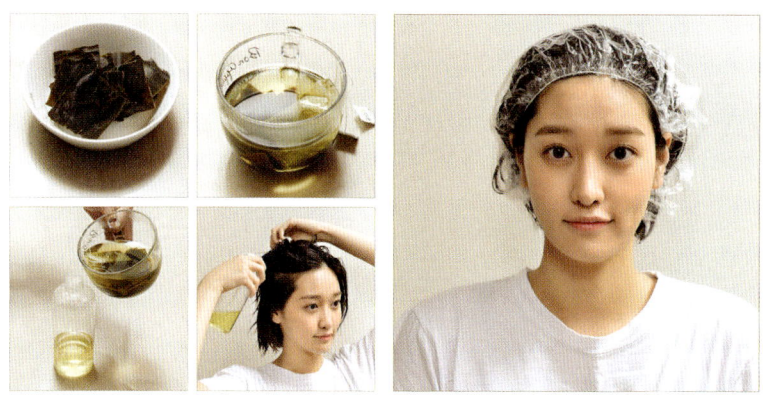

준비물 녹차 2티백, 다시마 15개(5×3cm 크기), 물
*용량은 단발머리 기준이며, 긴 모발은 용량을 더 늘린다.

방법
1 염분을 빼기 위해 다시마를 물에 30분 정도 담가둔다.
2 ❶에서 다시마를 꺼내 종이컵 1컵 분량의 미지근한 물에 넣고, 녹차 2티백을 넣고 2~3시간 정도 담가둔다.
3 ❷에서 끈적끈적한 점액이 나오면 스프레이 용기에 담는다.
4 샴푸로 머리를 감은 후 젖은 상태에서 ❸을 골고루 뿌린 후 헤어캡 또는 랩으로 모발 전체를 감싸고 20분 후 미지근한 물로 헹군다.

Tip

건조하고 푸석한 머리에 윤기를
올리브오일 요구르트팩

모발에 윤기가 없고 푸석푸석한 경우 비타민이 풍부한 올리브오일은 윤기와 보습을 주고, 단백질이 많은 요구르트는 영양을 공급해준다.

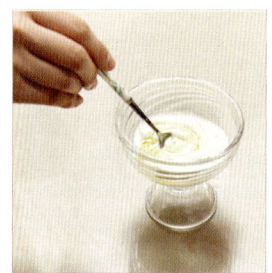 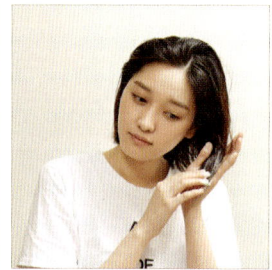 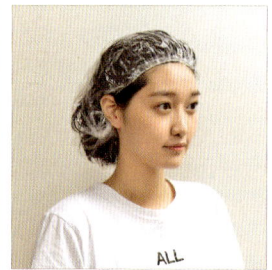

준비물 플레인 요구르트 15티스푼, 올리브오일 7티스푼
*용량은 단발머리 기준이며, 긴 모발은 용량을 더 늘린다.

방법
1. 올리브오일과 플레인 요구르트를 잘 섞는다.
2. 샴푸 후 젖은 모발에 ❶을 골고루 바른다.
3. 헤어캡 또는 랩으로 모발 전체를 감싸고 20분 후 미지근한 물로 헹군다.

* 샴푸를 할 때 두피는 최대한 깨끗이 씻어내고, 모발은 적당히 씻어낸다.
* 팩을 한 직후에는 유분감이 많을 수 있으니, 외출하지 않는 날에 상한 모발 끝에만 발라본다.

모발에 집중적인 영양을 주고 싶을 때
달걀노른자 꿀팩

달걀노른자의 케라틴Keratin 성분이 풍부한 영양을 주고, 꿀이 촉촉한 수분을 줘서 윤기 있고 건강한 모발을 만드는 데 도움이 된다.

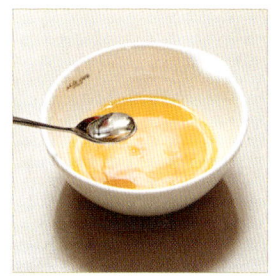 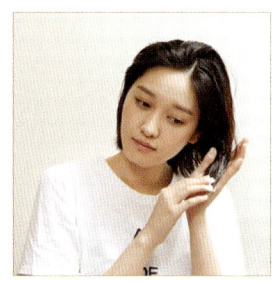 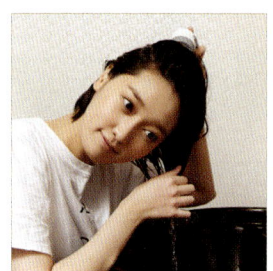

준비물   달걀노른자 3개, 꿀 2티스푼
  *용량은 단발머리 기준이며, 긴 모발은 용량을 더 늘린다.

방법   1 달걀노른자와 꿀을 잘 섞는다.

2 샴푸로 깨끗이 씻은 상태에서 젖은 모발에 ❶을 골고루 바른 후 20~30분 정도 놔둔다.

3 잔여물이 남지 않게 미지근한 물로 깨끗이 헹군다.

* 너무 뜨거운 물로 감으면 노른자가 익을 수 있으니 주의한다.

두피 경혈점을
마사지하라

　미용실에 가면 샴푸를 할 때 두피 마사지를 해준다. 정말 시원하다는 느낌이 들면서 피로가 풀리는 것 같다. 이런 느낌을 누구나 가졌을 것이다. 왜냐하면 두피에도 경혈經穴이 있기 때문이다. 경혈이란, 피부에 있는 중요한 반응점으로 침이나 뜸을 놓는 자리다. 지압점을 마사지하는 것은 혈액순환을 좋게 하고 조직의 유연성을 증진시킨다.

　이 두피 경혈들을 마사지하면 머리카락이나 모공을 둘러싸고 있던 이물질 제거를 도와주거나 모세혈관을 자극해 혈액순환에 도움을 줄 수 있다. 혈액순환이 원활해지면 모근의 혈류량을 증가시킬 수 있어 두피나 모발의 건강에 도움이 된다.

두피의 각 경혈점은 한의학에서 두상 부위의 질환에 관련되어 있다고 말하는 혈점들이다. 두통 등의 질환은 머리로 가는 혈액 순환에 의한 산소 공급과 관련이 있는 것으로 설명되기도 한다. 그러므로 두피의 경혈점 지압은 뇌와 두피로 가는 혈액의 공급을 도와주는 원리다.

두피 마사지는 굳이 미용실이나 관리센터에 가지 않아도 혼자서 얼마든지 할 수 있다. 기본적으로 샴푸를 할 때 샴푸를 도포한 후 마사지를 하자. 또 생활 속에서 두피 마사지를 해주면 두피 건강뿐 아니라 기분 전환과 스트레스 해소에도 좋다.

마사지를 할 때는 손가락의 지문이 있는 부분을 사용하고 손톱으로 자극하지 말아야 한다. 두피 경혈이 있는 부분을 지그시 눌러서 마사지하면 훨씬 도움이 된다. 기본적으로 검지, 중지, 약지를 이용해 꾹 누르면서 숨을 들이쉰다. 그런 다음 숨을 내쉬며 손의 힘을 뺀다. 힘을 줄 때와 뺄 때 속도는 동일하게 한다.

두피 마사지를 할 때 주의해야 할 것들이 있다. 먼저 손톱은 항상 짧게 유지하고 손끝 지문을 이용해 마사지한다. 손톱으로 마사지를 하면 두피에 상처가 생겨 염증이 발생할 수 있다. 그리고 두피를 두드리는 마사지는 하지 않는다. 두피를 과도하게 두

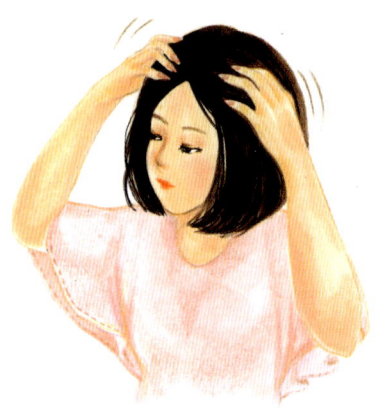

두피 마사지는 혼자서 얼마든지 할 수 있다

드리는 경우에는 피지가 과도하게 분비되고 두피가 민감해질 수 있다. 마지막으로 통증이 느껴지는 곳이나 딱딱한 곳 주변을 집중적으로 마사지한다.

경혈점 자극하기

경혈점은 전체적인 혈액의 순환을 증강시키고 신진대사를 도와주는 효과가 있는 혈점이다. 두피 마사지를 해보라고 하면 주로 모발이 빠지는 정수리 부위를 두드리거나 지압을 하는 경우가 있는데, 두피 마사지는 귀 위쪽 헤어라인 부분과 목 뒤쪽 근육이 풍부한 헤어라인 부분을 해야 더욱더 효과가 있다.

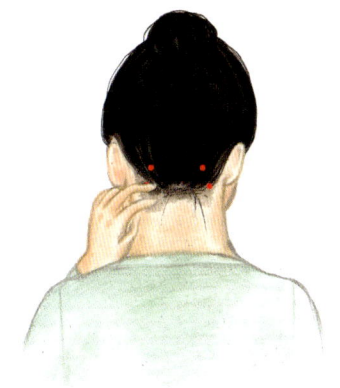

방법
1. 두피 경혈점을 좌우 양쪽 함께 지압한다.
2. 손가락으로 경혈점을 천천히 눌러주면서 다섯까지 센 후 또다시 손을 천천히 다섯까지 세면서 뗀다.
3. 이런 동작을 5회 이상 반복한다.

백회 부위 풀어주기

백회百會는 백 가지의 기운이 모이는 곳이라고 한다. 혈액순환 촉진 및 두통 완화, 집중력 강화에 좋다. 위치는 머리 정중앙 최상단 부위로 양귀를 앞으로 구부려 귀 끝에서 바로 올라가 머리 정중앙선과 만나는 부위이다.

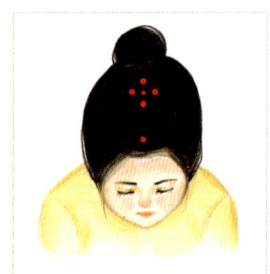 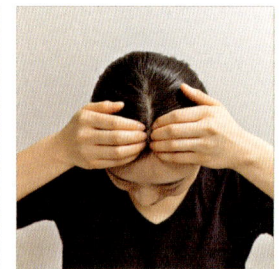 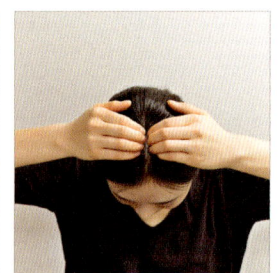

방법

1. 양손의 검지와 중지를 이용하여 신정神庭(이마 중앙 머리가 나기 시작한 정중앙)부터 백회(머리 정수리)까지 4등분하여 지압한다.
2. 손가락 지문을 이용하여 약하게 시작해서 점점 강하게 한다.
3. 백회 부위는 3초 정도 꾹 누르고 떼기를 10회 정도 실시한다.

각손혈 자극하기

각손혈角孫穴은 머리와 목덜미가 뻐근할 때, 눈 피로 해소, 편두통 완화, 스트레스 해소 등에 도움이 된다. 위치는 귓바퀴를 앞으로 접었을 때 귀의 위쪽 끝이 옆머리에 닿는 곳이다.

방법
1 백회에서 각손까지 4등분하여 검지와 중지를 이용해 지긋이 누른다.
2 엄지를 이용해 각손 부위를 위쪽으로 약 10회 정도 미는 듯이 당긴다.
* 특히 만졌을 때 근육이 많이 뭉쳐 있는 경우 수시로 눌러준다.

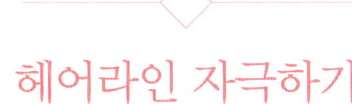

헤어라인 자극하기

전체적인 혈액순환에 도움이 된다.

방법 손가락을 세워서 끝부분에 힘을 주면서 앞이마 모발이 시작되는 부위부터 귀 위까지 마사지한다.

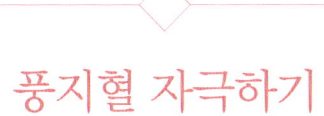

풍지혈 자극하기

풍지혈風池穴을 자극하면 머리 쪽 기혈 순환을 촉진시키고, 두통 해소에 도움이 된다. 풍지혈은 귀 뒤쪽의 움푹 파인 곳이다.

방법
1 머리를 살짝 숙이고 양 엄지로 풍지혈을 누른다.
2 풍지혈을 문지르기-돌려주기-누르기 순서로 10회 정도 자극한다.

Tip

귀를 통한 두피 마사지

귀에 있는 혈점을 자극하고, 귀 주변을 자극하면 탈모 예방에 도움이 된다.

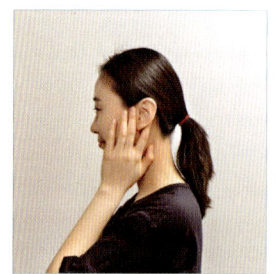 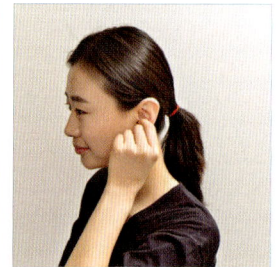 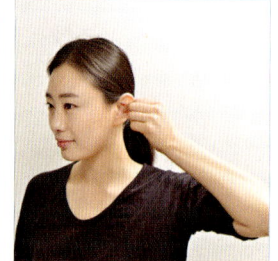

방법
1 검지와 중지를 이용하여 귀 앞쪽과 뒤쪽을 위아래로 10회 정도 자극한다.

2 귀 안쪽은 오장육부혈이 있는 곳으로 검지를 이용하여 구석구석 마사지해준다.

3 귓바퀴를 아래부터 위쪽까지 귀를 크게 만든다는 느낌으로 잡아당겨준다.

두피 릴렉스 마사지

　탈모가 심한 사람의 헤어라인과 정수리 부근 두피를 보면 얇고 딱딱하다. 두피가 딱딱해지는 이유는 여러 가지 원인이 있으나 주로 두피의 노화 진행, 혈액순환 저하, 스트레스로 인한 두피 근육의 긴장 등을 들 수 있다. 두피가 딱딱해지면 어떤 문제가 생길까? 두피로 가야 할 영양소의 공급이 원활하지 않을 수 있다. 혈류량과 산소 공급이 되지 않아 모발이 가늘어지고 탈모가 진행되는 것이다.

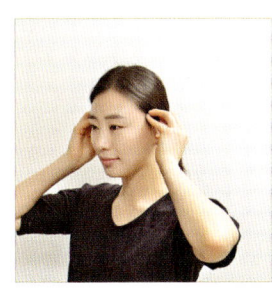 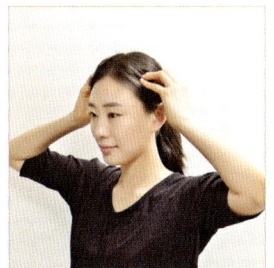 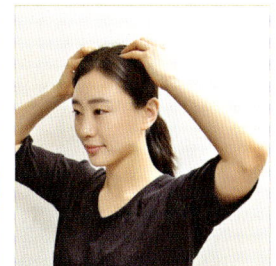

방법　1 후두부와 정수리를 비교하여 정수리가 딱딱한지 확인한다.

　　　　2 귀 위쪽에 손가락을 모아 정수리 방향으로 3등분하여 압박하며 올려준다. 힘을 많이 주지 않고 가볍게 해주어도 된다.

　　　　3 하루 3분 이상, 3개월 정도 한다.

　　　　＊ 내 손가락으로 머리를 잡으면 지압하기가 수월하다.

제대로 말리고
빗어라

두피는 자연풍이나 뜨겁지 않은 바람을 통해 건조시키는 것이 도움이 된다. 드라이어는 냉풍과 온풍 겸용을 사용한다. <u>두피를 말릴 때는 냉풍을 사용하고, 모발을 말릴 때는 온풍과 냉풍을 번갈아 사용하는 것이 좋다. 너무 뜨거운 온풍만 사용하여도 모발을 손상시킬 수 있으며, 냉·온풍을 번갈아 사용하는 것이 모발의 건조 시간 또한 단축된다.</u>

빗이나 브러시를 많이 사용하게 되는데, 가장 중요한 것은 두피 접촉면인 빗살의 끝 면적이 가능한 크고 둥글고 부드러운 소재를 선택한다. 끝이 뾰족하고 단단한 소재는 두피에 자극을 줄

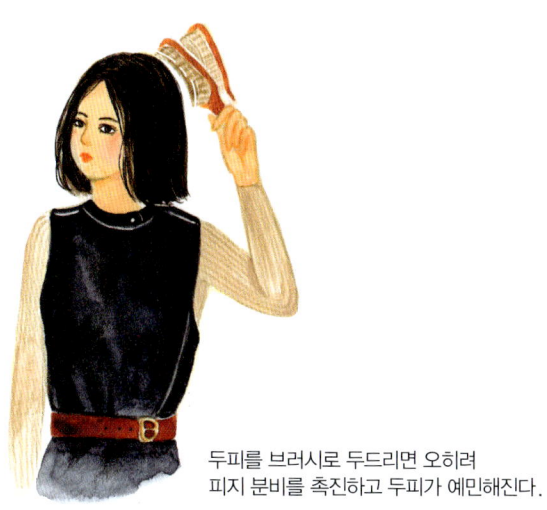

두피를 브러시로 두드리면 오히려
피지 분비를 촉진하고 두피가 예민해진다.

수 있으니 가능한 한 피한다. 빗살의 간격이 촘촘한 것보다는 넓은 것을 사용하여 빗질할 때 너무 당겨지지 않도록 하는 것이 모근에 무리를 덜 줄 수 있다. 모발의 길이에 따라 적당한 간격의 빗이나 브러시를 선택하는 것이 좋겠다.

두피를 브러시를 이용하여 두드리는 것은 혈액순환에는 도움이 될 수 있으나 피지 분비를 촉진하고 두피가 예민해져서 탈모를 가속화될 수 있다. 모공 주위에 피지가 많아지면 모낭 안쪽으로 역류하여 모낭 속에서 염증이 발생하는 심재성 모낭염이나 지루성피부염의 원인이 될 수 있다. 예민한 두피는 외부의 자극(세균 감염, 이물질)에 대해 방어 능력이 떨어진다. 염증이나 홍반, 비듬이 발생되기 쉬우며 결국 탈모로 이어질 가능성이 있다.

짧은 머리를 말리는 법

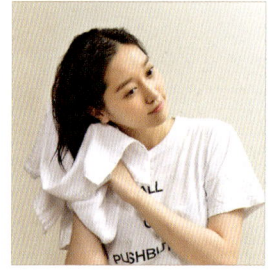 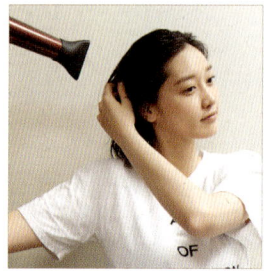 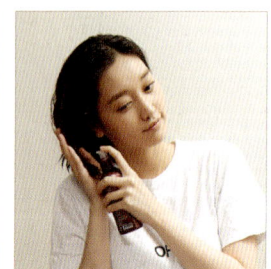

방법

1 짧은 모발인 경우에는 자연 건조가 좋다.

2 수건으로 모발을 말리는 경우에는 모발을 감싸서 톡톡 두드려 모발을 말려준다.

3 온풍과 냉풍을 번갈아 사용하고 한곳에 오랫동안 쏘이지 않으며 15cm 이상 거리를 유지하며 드라이한다.

4 두피와 모발 중에 두피를 먼저 완전히 말리는 것이 좋다. 두피가 젖은 상태에서 오랫동안 있게 되면 세균 번식으로 인해 각질과 비듬이 생길 수 있다.

5 왁스나 헤어센스 등 헤어 제품을 사용할 때는 두피에 닿지 않게 모발에만 바른다.

긴 머리를 말리는 법

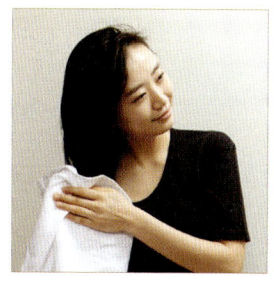 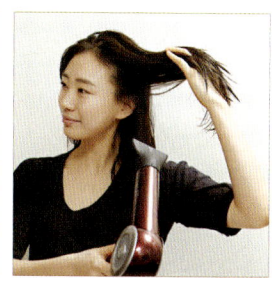 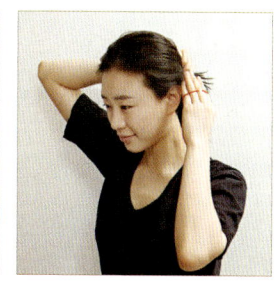

방법

1 머리를 감고난 후 수건으로 머리에 있는 물기를 흡수시킨다. 수건으로 비비게 되면 모근과 두피가 손상을 받을 수 있다.

2 모발을 들어 올린 상태에서 아래쪽에서 바람을 쏘이면 잘 마르지 않는 머리의 뿌리부터 골고루 말릴 수 있다.

3 온풍과 냉풍을 번갈아 사용하고 한곳에 오랫동안 쏘이지 않으며 15cm 이상 거리를 유지하며 드라이한다.

4 두피와 모발 중에 두피를 먼저 완전히 말리는 것이 좋다. 두피가 젖은 상태에서 오랫동안 있게 되면 세균 번식으로 인해 각질과 비듬이 생길 수 있고, 모근 또한 약해질 수 있다.

5 젖은 상태에서 모발을 묶거나 바로 잠들지 않는다. 특히 정수리에서 후두부 쪽의 중간 부위에 물기가 제거되지 않는 경우가 많으니 꼼꼼하게 말려준다.

Tip

빗질하는 법

　머리 빗질을 자주하면 노폐물도 제거되고 혈액순환이 잘되어 탈모에 도움이 된다고 해서 빗질을 강하게 자주하는 분들이 많다. 물론 두피에 자극을 주기 때문에 혈액순환에 도움이 될 수 있겠지만 트러블(염증)을 갖고 있는 사람에게는 치명적일 수 있다. 두피 트러블이나 염증이 있고 예민한 경우는 절대로 빗질을 심하게 하지 말아야 한다.

　브러시의 위생도 당부하고 싶다. 매일 빗을 빨아서 소독기에 넣어 놓는다는 사람은 한 번도 보지 못했다. 대부분 브러시를 가족들과 함께 쓴다. 두피 트러블이 있는 경우에 빗질하면 염증이 터지면서 2차 감염으로 진행될 수 있다. 또 빗질을 할 때는 두피에 빗이 안 닿도록 하는 게 좋으니 모발만 빗도록 하자.

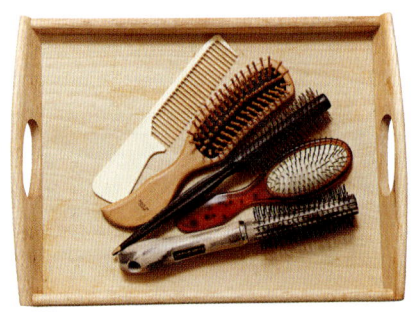

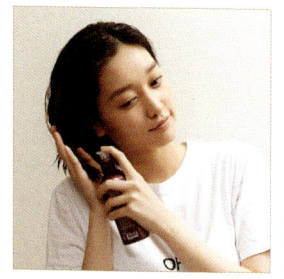 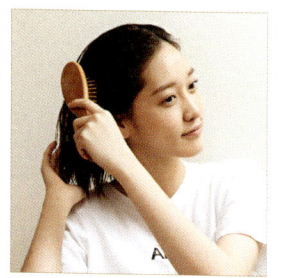 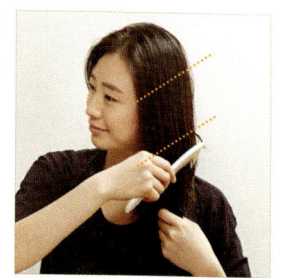

방법

1 빗질은 모발이 젖은 상태에서는 하지 않는다.

2 빗살이 날카로운 빗은 피한다. 플라스틱이나 쇠로 된 빗은 정전기를 일으키기 때문에 좋지 않으며, 나무빗을 선택한다.

3 모발이 긴 경우에 빗살이 길고 간격이 넓은 일명 '도끼빗' 같은 것을 선택한다. 짧은 경우에 빗살이 짧은 것을 선택한다.

4 빗질할 때 정전기가 일어나는 경우 헤어미스트나 헤어오일을 약간 바른 후 빗질한다.

5 샴푸하기 전에 빗질을 하면 묵은 각질이나 때도 더욱 깨끗하게 씻어 낼 수 있다.

6 머리를 다 말린 후 빗질을 하는데, 머리카락을 3등분하여 끝에서부터 빗어 올라간다. 긴 모발인 경우에는 두피에서부터 머리끝으로 빗지 않는다. 머리끝이 건조하거나 푸석한 경우에는 쉽게 엉켜 손상이 가기 때문이다.

PART 4
건강한 모발을 위한 생활 습관

족욕과 반신욕으로
두피 열을 내려라

탈모인들의 두피를 체크해보면 두피에 열이 있는 경우가 많다. 두피의 열이란 체열의 부조화로 인해 상체와 머리로 열이 쏠리는 현상이다. 두피에 쏠린 열은 두피의 기능을 저하시키고 모공을 충혈시켜 모발의 성장 주기를 단축시킨다. 두피에 반복적으로 발생되는 열은 모근의 손상을 가져오고, 모근이 손상되면 모발이 쉽게 빠지며, 두피의 민감성과 비듬·염증이 발생할 수 있다.

두피 열은 체질로 유전되는 경우도 있지만 후천적으로 음주나 기름진 음식, 인스턴트 섭취, 과도한 스트레스, 과로, 흡연, 불규칙한 수면 패턴, 잦은 펌, 염색, 과도한 운동 등으로 발생되기도 한다.

어떻게 하면 열을 내릴 수 있을까? 여러 가지 방법이 있겠지만, 15년 동안 고객에게 적용해서 가장 크게 효과를 본 것이 족욕과 반신욕이다. 탈모를 갖고 있는 분들의 대부분은 열이 상체로 올라가는 증상을 해결하기 위해 한약 복용부터 여러 가지 방법을 시도한다. 하지만 족욕과 반신욕은 많은 비용을 들이지 않고 큰 효과를 볼 수 있으니 더욱 좋지 않은가.

특히 족욕은 반신욕에 비해 간편하다. 집에서 TV나 책을 보면서 간단히 할 수 있어서 족욕을 많이 권장한다. 다만 꾸준히 해야 한다. 일주일에 5회 이상, 6개월 정도 꾸준히 해야 효과를 볼 수 있다. 두피 열이 내려가는 것 외에도 '머리가 맑아졌다. 피로감이 좋아지고, 불면증이 좋아진다.'는 얘기를 많이 한다. 여러분도 꾸준히 따라해보기 바란다.

반신욕은 몸의 윗부분과 아랫부분의 기온차를 이용해 마치 대류가 일어나는 것처럼 몸속의 피를 잘 돌게 하는 원리다. 반신욕이나 족욕은 물론, 어떤 방법이든 혈액순환이 잘되게 도우면 탈모에도 효과를 볼 수가 있다. 하지만 반신욕은 체질에 따라 하는 방법도 다르고 얻는 결과도 달라진다. 하기 전에 본인의 체질과 하는 방법을 정확히 알아보고 하는 것이 중요하다.

Tip

반신욕 하는 법

　반신욕을 할 수 있는 환경부터 만들어야 한다. 몸의 혈액순환에 장애가 생기는 것은 하체가 상체에 비해 체온이 낮기 때문이다. 따라서 온수에 담그고 있는 하체보다 물 밖에 나와 있는 상체를 차갑게 해야 반신욕 효과를 제대로 볼 수 있다.

　반신욕의 장점은 어느 체질에도 큰 무리가 없다는 것이다. 전신욕의 경우 몸에 열이 많거나 땀을 많이 흘리는 체질인 경우 부담이 될 수 있으나, 반신욕은 몸으로 들어오는 열이 전신욕보다 적어서 크게 무리가 되지는 않는다. 다만 이마에 땀이 조금 맺힐 정도로만 하는 것이 바람직하다.

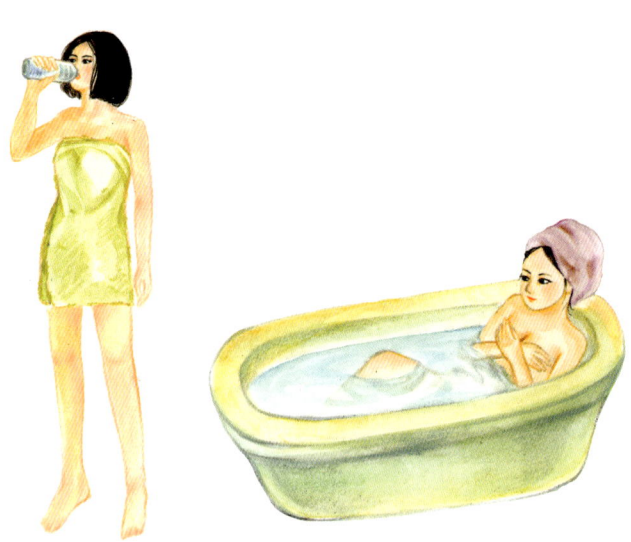

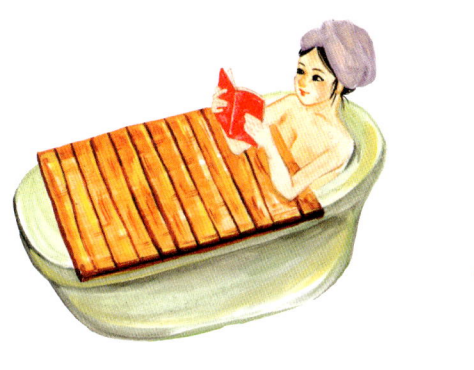
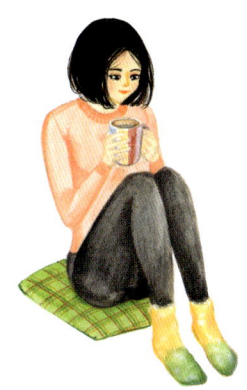

방법

1 욕실의 온도를 22~24℃로 맞춘다(만약 욕실이 춥다면 욕실 벽면에 따뜻한 물을 뿌려 실내공기를 데운다).

2 반신욕 전에 생수를 한 잔 마신다. 체내 노폐물 배출에 도움이 된다.

3 욕조에 수온 38~40℃ 정도의 물을 심장 아래 명치 높이까지 담글 수 있을 정도로 준비한다.

4 물이 식으면 더운물을 보충해 적정 온도를 계속 유지한다.

5 입욕은 20~30분 이내로 짧게 하고, 미지근한 물로 헹군다.

6 반신욕 후에 미온수나 차를 마신다. 하체가 따뜻해지도록 수면 양말 등을 신은 후 충분히 휴식을 취한다.

Tip

족욕 하는 법

집에서 반신욕을 매일 하는 것은 그리 쉽지 않다. 온수를 받는 데 시간도 걸리고, 비용도 적지 않으며, 장소가 욕조가 있는 화장실로 제한이 되는 것도 불편할 수도 있다. 이런 불편 때문에 반신욕이 어려운 경우는 족욕을 하는 것이 좋다는 생각이다. 족욕은 반신욕처럼 옷을 벗고 준비하는 번거로움이 없다. **반신욕은 피부를 통해 몸으로 열기가 들어오지만, 족욕은 발까지 내려온 혈액을 따뜻하게 하여 온몸을 따뜻하게 만든다.** 즉, 족욕은 몸의 깊숙한 곳부터 체온을 올려주어 장기臟氣부터 따뜻하게 만들어주는 장점이 있다.

꼭 전기로 작동되는 족욕기가 있어야 하는 것은 아니다. 플라스틱 족욕통도 쉽게 구입할 수 있다. 발목 위 10~15cm까지 물이 담길 수 있는 용기를 찾아 사용하면 된다. 양동이를 사용해도 무방하다. 다양한 건강 효과를 보려면 족욕할 때 갖가지 첨가제를 넣어보자. 소금 2~3스푼을 넣으면 항균 효과 등을 볼 수 있다. 식초 2~3스푼을 넣으면 발 냄새 제거, 신경통 완화 효과 등을 볼 수 있다. 녹차 티백 2~3개를 넣으면 각질 제거, 무좀 예방 효과 등을 볼 수 있다. 레몬 2조각을 넣으면 피부 미백, 항균 효과 등을 볼 수 있다.

체온을 올리면 면역력이 높아지는 반면, 체온이 낮아지면 면역력뿐만 아니라 신진대사 능력과 효소 활성도, 소화 능력, 혈액순환 등 전반적인 인체의 활동 능력이 모두 저하된다. '체온 1도가 떨어질 때마다 면역력은 30%가량 낮아지고, 체온 1도 올라가면 면역력은 최대 5~6배 높아진다'고 할 만큼 체온과 건강은 아주 밀접한 관련이 있다. 몸을, 특히 하체를 따뜻하게 만들어주면 두피뿐 아니라 전반적인 건강이 좋아진다.

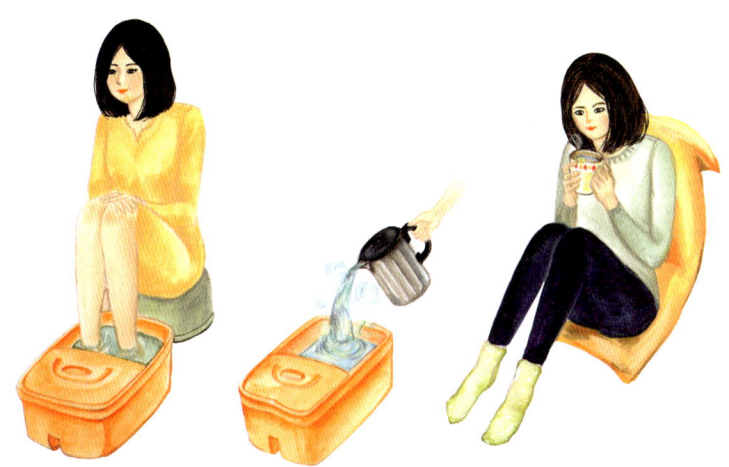

방법
1. 족욕기를 준비하고, 따뜻한 물을 한 컵 마신다.
2. 족욕기에 수온 38~40℃ 정도의 물을 발목 위 10~15cm까지 잠길 수 있게 붓는다.

   * 안쪽 복사뼈를 기준으로 손가락 네 마디 위까지 잠기게 한다.
3. 20~30분 정도 발을 담근다(고혈압, 천식, 심장질환자는 약 15분).

   * 도중에 물이 식었다면 1~2회 온수를 추가한다.
4. 족욕 후 미온수나 차를 마신다.
5. 수면 양말을 신어 발을 따뜻하게 유지한다.

> **Tip**

두피 열의 자가 진단법

- 얼굴이 잘 달아오르고 붉다는 이야기를 자주 듣는다. ☐
- 더위를 많이 타고, 손발이 뜨겁다. ☐
- 평소 남들보다 땀을 많이 흘린다. ☐
- 뜨겁거나 매운 음식을 먹으면 땀이 많이 난다. ☐
- 땀이나 유분 때문에 세수를 하거나 얼굴을 자주 닦는다. ☐
- 갈증을 느끼고 차가운 물이나 음료를 자주 마신다. ☐
- 눈이 잘 충혈되고, 건조하거나 침침함을 느낀다. ☐
- 평소 성격이 급하고, 화를 잘 낸다. ☐
- 작은 일에도 쉽게 욱하고 신경질이 난다. ☐
- 뒷목이 뻣뻣하고, 어깨가 자주 결린다. ☐
- 식욕이 좋은 편이며, 간식이나 야식을 즐기는 편이다. ☐
- 두피에 뽀루지가 난다. ☐

해당되는 항목이 3~5개 이상이면 탈모에 영향을 미치는 두피 열을 가지고 있다고 볼 수 있다.

머리도 자외선을
싫어한다

여름철이 되면 선크림을 다들 열심히 바른다. 강한 자외선이 피부에 좋지 않다는 것을 알기 때문이다. 그런데 머리는 무방비로 다니는 사람이 많다. 강한 태양이 가장 먼저 내리꽂히는 곳이 머리인데 말이다.

<u>자외선은 두피와 모발도 손상시킨다. 여름철에는 특히 강한 자외선이 두피에 직접 닿아 모낭을 손상시킬 수 있다. 머리숱이 적거나 탈모 증상이 있는 경우라면 더욱 조심해야 한다.</u>

덥고 습한 날씨에는 두피에서도 피지와 땀이 많이 나오게 된

다. 각종 노폐물이 두피의 모공을 막아 모발로 영양을 원활히 공급할 수 없게 되고 세균 증식이 활발해진다. 그러면서 지루성피부염, 모낭염 같은 염증성 질환이 생길 수 있다. 이미 두피에 염증성 질환이 있는 경우라면 증상이 더욱 악화될 수 있다.

지루성피부염은 붉은 색의 얼룩점(홍반)과, 피부 표면의 각질 세포가 벗겨지는 증상(인설)이 가장 큰 특징이다. 만성 염증성 질환으로 치료하기도 쉽지 않고 원인도 명확하게 밝혀지지 않았지만 피지가 원인이 되거나 악화시키는 것은 분명하다.

모낭염은 피부 속에서 털을 감싸고 영양을 공급해주는 모낭에서 시작되는 세균 감염이다. 모낭을 중심으로 염증 세포와 액체 물질이 찬 농포가 생기거나 피부가 솟아오르는 구진(丘疹) 등의 증상이 나타난다. 습한 날씨에는 염증 부위의 균이 빠르게 번식해 증상이 악화되곤 한다.

또한 자외선으로 인해 모발이 손상되면서 탄력이 떨어진다. 모발을 구성하는 케라틴keratin이라는 단백질은 열을 받으면 쉽게 파괴되는 특성을 가지고 있다. 헤어드라이어를 장기간 사용할 경우 머리카락이 푸석해져 쉽게 갈라지는 현상을 경험하는데, 여름철 강한 자외선이 헤어드라이어와 같은 역할을 한다. 특히 여름에 바다나 수영장에서 물놀이를 할 때 젖은 머리가 자외선에 노출될 경우, 건조한 상태일 때보다 자외선의 영향을 더 많이 받아 모발이 더욱 심하게 손상될 수 있다.

모발의 멜라닌은 머리카락의 색을 결정할 뿐 아니라 자외선에게서 모발을 보호하는 중요한 역할을 한다. 그런데 강한 자외선에 모발이 장시간 노출될 경우 오히려 멜라닌이 파괴되어 모발 색상이 변할 수 있다. 자외선에 의한 모발의 색상 변화를 관찰한 국내의 한 연구 결과를 본 적이 있다. 건강한 모발에 자외선을 쬐이고 10분 간격으로 색상 변화를 확인한 결과, 자외선에 노출된 시간이 길어지면서 모발의 색상 변화가 커졌고, 60분 동안 노출되었을 때 가장 큰 색상 차이를 보였다.

햇빛을 많이 보는 직업 외에 대부분의 사람들은 자외선에 많이 노출되어 있지는 않다. 평소에 출퇴근하면서 햇빛을 보고, 점심시간에 잠깐 쐬는 자외선은 큰 문제가 되지는 않는다.

일반적으로 가을에 탈모가 많은 가장 큰 이유는 여름의 자외선 관리가 되지 않아서다. 휴가를 가게 되면 얼굴은 자외선 차단제를 바르고 선글라스를 끼고 챙이 넓은 모자를 써서 가려준다.

그런데 두피는 어떤가? 정수리 탈모가 있는 경우는 모발이 적기 때문에 두피가 잘 보호가 되지 않고 또한 두피도 민감하기 때문에 건강한 두피를 갖고 있는 분들보다 자외선에 취약하다.

5월부터 9월까지 오전 11시에서 오후 3시 사이에 한 시간 이상 바깥 활동을 하는 경우에는 자외선을 피할 수 있도록 모자나

양산으로 두피와 모발을 보호해주는 것이 좋다. 하지만 모자를 착용할 때 통풍이 원활하지 않으면 두피에 피지나 땀, 노폐물이 쌓여 머리카락을 빠지게 하고, 세균 번식을 쉽게 할 수 있다. 수시로 썼다 벗어 통풍을 도와주자.

자외선으로 인한 모발 손상을 완화하기 위해 자외선 차단 기능이 함유된 헤어 제품의 도움을 받을 수도 있다. 부득이하게 자외선을 많이 봐서 두피가 붉은 경우는 알로에겔을 두피에 발라도 좋다. 또는 두피·탈모 관리 전용 '스칼프 토닉'을 사용하면 도움이 된다. 스칼프 토닉 종류는 보통 두피를 진정시키고 재생을 도와줄 수 있는 성분들을 함유하고 있으므로 자외선에 손상된 두피가 회복되는 데 도움을 줄 수 있다.

자외선에 노출된 두피 관리법

자외선에 노출되어 두피 손상이 온 경우에는 빠른 진정 관리가 중요하다.

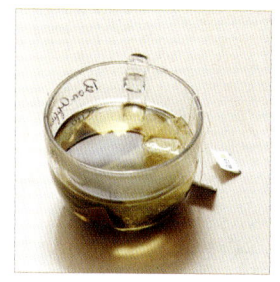 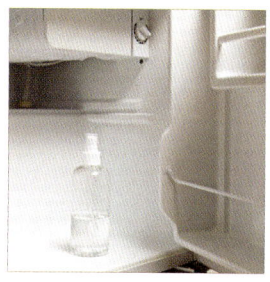 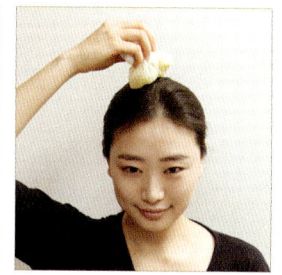

[1단계] 녹차 얼음 마사지

녹차의 탄닌tannin 성분은 자외선으로 손상된 두피를 진정시켜준다.

방법
1. 녹차 티백 2개를 종이컵 1컵에 20~30분 정도 우려낸다
2. 우려낸 녹차는 냉동실에 얼려둔다.
3. 녹차 얼음을 거즈에 싸서 손상된 두피에 가볍게 문질러준다.

[2단계] 알로에겔 팩하기

알로에겔은 자외선으로 손상된 두피를 진정시키고 보습 효과에 탁월하다. 알로에겔을 구입할 때는 성분 표기를 확인해서 화학적인 성분이 적은 것과 순도가 높은 것을 고른다.

방법
1. 유리볼에 알로에겔을 동전 2개 크기의 용량으로 담는다.
2. 알로에겔을 두피에 꼼꼼히 두껍게 바른다.
3. 20~30분 정도 방치한 후 미온수로 꼼꼼히 씻어준다.
4. 젖은 모발을 말린 후 알로에겔을 두피에 소량 발라준다.

* 두피가 진정될 때까지 3일~5일 매일 저녁에 하자.

펌과 염색을 절대로
동시에 하지 마라

    탈모를 방지하고 싶다면, 특히 탈모 증상이 있다면 펌이나 염색은 하지 않는 게 좋다. 펌 시술 과정에서 모발 부위에 도포하는 1제(알카리성, ph 8~9 정도)는 머리를 마는 과정에서 모근 안쪽으로 흘러들어갈 수 있다. 혹은 모공에 고여서 팽윤膨潤이나 연화軟化 작용을 유발한다. 또한 1제와 2제의 화학 반응으로 발생되는 열은 40도 이상 상승해서 두피 조직에 자극을 줄 수 있다. 이 역시 모발의 팽윤 작용과 연화 작용을 촉진시켜서 피부 예민과 트러블을 발생시킬 수 있다.

    염색약은 앞서 설명했듯 발색 효과를 높이기 위해 파라

페닐렌디아민(PPD)과 암모니아라는 화학물질이 들어 있다. 이러한 성분들은 두피에 쉽게 스며들기 때문에 민감한 두피를 가진 사람이라면 사용하지 않는 것이 좋다.

염색을 하면 10년은 더 젊어 보이는 사람에게 하지 말라고 할 수 있을까? 가뜩이나 머리카락이 적고 힘이 없어 두피에 달라붙는 머리를 좀 풍성하게 보이려고 펌을 하겠다는데 막을 수 있을까? 그래서 최대한 두피와 모발에 스트레스를 덜 주는 방법을 알려주려고 한다.

펌이나 염색을 하면 가려움을 느끼는 사람이 많다. 나도 고등학교를 갓 졸업하고 처음 펌을 하고는 두피가 가려운 증상 때문에 고생한 적이 있다. 그 이후도 가끔이지만 펌이나 염색을 할 때면 건조하고 예민해지는 것을 느낀다.

여성들에게 질문을 해보면 펌은 일반적으로 1년에 서너 번, 염색은 흰 모발이 많으면 한두 달에 한 번 정도 한다고 한다. 미용실에 가면 펌과 염색을 동시에 권하는 경우가 있는데, 이는 치명적이다. 적어도 20~30일 정도 기간을 주고 시술을 받는 것이 좋다. 또한 펌이나 염색을 언제 하는지 물어보면 시간이 남을 때, 혹은 우울할 때 한다고 대답하는 경우가 많다. 펌이나 염색은 마음의 컨디션이 아니라 두피의 컨디션을 따져서 해야 한다. 즉 두피의 컨디션이 좋을 때 해야 한다.

펌, 염색으로 인해 두피 손상이 되어서 찾아온 고객들을 상담하다 보면 이렇게 얘기하는 사람이 적지 않다.

"전에는 괜찮았는데, 이번 시술을 받고 두피가 가렵고 트러블이 생겼어요. 같은 미용실에서 같은 염색약과 같은 디자이너에게 시술을 받았는데…… 이상해요."

얼굴 피부를 봐도 그렇다. 피부가 뽀얗고 트러블도 없고 화장이 잘 먹는 날이 있는가 하면, 어떤 날은 트러블도 생기고 화장도 잘 안 받는다. 몸의 컨디션에 따라 피부 상태가 다르다. 이렇게 얼굴은 매일매일 거울을 보면서 체크가 가능하다. 그럼 두피 컨디션은 어떻게 체크해야 할까? 가정에서 매일 두피 진단기를 통해 볼 수도 없는 노릇이니 말이다.

우선 몸의 컨디션이 좋으면 피부가 좋아지듯이 두피도 좋아진다고 생각하면 된다. 두피도 피부이기 때문이다. 특히 <u>지성과 예민성 두피인 경우에는 인체의 호르몬 균형이 중요하다. 그래서 여성의 두피 건강은 생리 주기에 따라 민감하게 반응할 수 있다.</u> 배란기와 생리 전에는 많은 변화가 있다. 특히 호르몬의 변화에 민감한 반응을 보이는 여성일수록 두피에 발생하는 차이는 크다. 배란기 이후부터 생리 일주일 전까지, 생리 이후 배란 일주일 전까지는 혈중농도가 높아지는 프로게스테론progesterone은 과다한 피지와 두피 트러블을 유발한다. 또 피부를 예민하게 만들기 때문에 펌이나 염색 같은 시술을 피하는 것이 좋다.

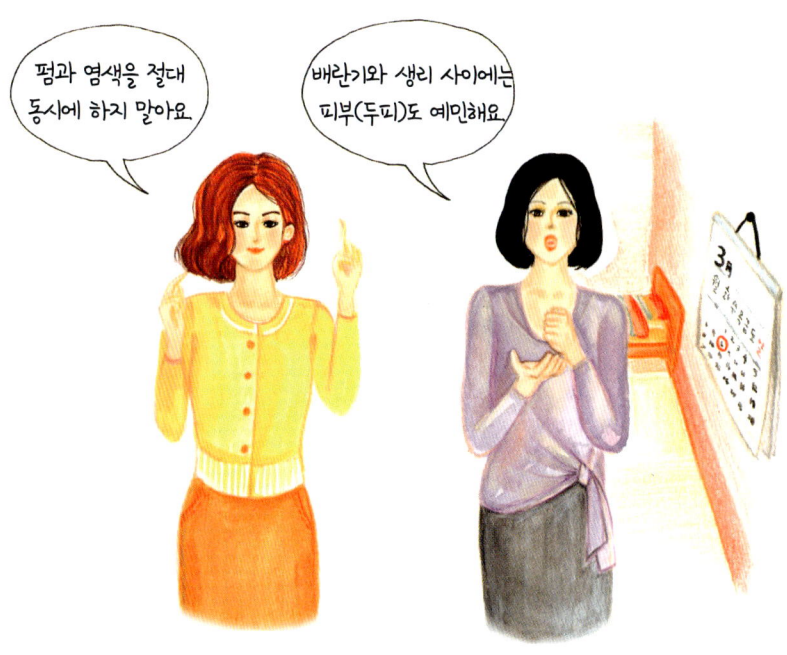

각질이나 비듬을
강제로 제거하지 마라

　두피에 과도하게 쌓이는 비듬이나 각질은 그 원인을 찾아내어 신속히 제거하고 관리하는 것이 중요하다. 그런데 잘못된 관리로 더 증상이 심해서 방문하는 경우가 많다.

　비듬이 생기는 이유는 내적인 원인과 외적인 원인으로 나눌 수 있다. 내적 요인으로는 호르몬의 불균형, 자율신경의 불균형, 지방 및 탄수화물의 과다 섭취, 비타민과 미네랄의 부족으로 인한 표피 조직의 신진대사 불균형 등이 있다. 외적 요인으로는 머리를 제때에 못 말리는 경우가 많다. 이때 두피를 현미경으로 진단해보면 정수리나 뒤통수 쪽에 유난히 각질이나 비듬이 많다.

비듬은 건성 두피와 지성 두피에 모두 생길 수 있다. 피지의 분비가 생성 원인이 아니라 곰팡이의 서식이 문제이기 때문이다. 건성 두피의 경우 유·수분을 공급하면서 미생물을 깨끗하게 제거해야 한다.

지성 두피는 살균과 청정에 힘쓰면서 관리해야 한다. 샴푸는 본인에게 맞는 일상적인 주기를 유지해서 규칙적으로 해야 한다. 이러한 주기 관리를 통해 피지와 오염물을 분해하는 미생물을 제거함으로써 두피의 턴오버turnover 주기를 정상화시킬 수 있다.

건조한 두피는 각질이 많고 쉽게 붉어지며 예민해지기 쉽다. 그러므로 자극적인 케어는 절대 금물이다. 또 건조하다고 해서 샴푸 주기를 사흘 또는 이틀에 한 번 정도 하는 경우가 많은데, 비듬·각질이 많은 경우라면 매일 샴푸를 해야 곰팡이의 서식을 막는 데 도움이 된다. 자극이 적은 천연 유래 샴푸로 두피를 씻고 나면 반드시 타월로 충분히 두피의 물기를 제거한다. 그런 다음 두피를 보호하는 제품을 바르고, 가능하면 자연풍이나 차가운 바람으로 거리를 두고 천천히 말린다. 유·수분이 균형 잡힌 건강한 두피를 만들기 위해 두피에 수분을 주는 토닉과 에센스로 수분 관리를 하는 것이 도움이 된다.

두피의 묵은 각질을 제거하기 위해 샴푸를 10~20분 정도 두피에 방치하였다가 헹구어내는 방법도 있다. 이때 가장 주의해야 할 것은 샴푸의 성분을 꼭 확인하는 것이다. 샴푸에 유해 성분이 들어 있다면 오히려 두피에 독이 될 수 있기 때문이다. 우리나라에 두피 각질 제거를 위한 화장품은 많지 않다. '스칼프 필링Scalp Peeling'이라는 제품을 전문관리실에서 사용하고 있으나 가정용 홈케어 제품은 거의 없다. 스칼프 필링은 두피 각질을 녹여서 제거해준다. 병원이나 두피관리센터 등을 방문해 두피 상태를 확인하고 두피 스케일링을 받는 것이 안전하다. 현미경 사진을 통해 두피의 상태도 확인할 수 있다.

지성 두피는 피지가 과도하게 분비되는 두피를 말한다. 비듬과 각질이 피지와 함께 공기 중에서 산화되면서 불쾌한 냄새가 나기도 하고 지루성피부염으로 발전할 수도 있다. 과도한 피지와 오염 물질은 모공 안에 모근이 건강하게 자라는 것을 방해한다. 지성 두피는 피지의 분비량이 일반적인 두피보다 많고 분비 속도가 빠른 것이므로 자주 샴푸하여야 한다. 지성 두피는 되도록 아침과 저녁 하루 2회 머리를 감아 하루 동안 분비된 피지와 먼지 등을 깨끗하게 씻어내는 것이 좋다. 저녁에 하는 샴푸가 더 중요하다. 단, 머리를 감은 후 반드시 완전하게 잘 말려주어야 한다. 덜 건조된 상태로 잠을 자면 비듬이 생기기 쉽다. 두피도 몸의 피부와 마찬가지로 밤사이에 재생하고 손상된 부분을 복구하기 때문이다.

마지막으로 비듬이나 각질의 개선을 위해서는 몸속의 호르몬 밸런스나 내부의 순환 리듬이 개선이 되도록 식생활이나 생활 패턴을 점검하는 것이 필요하다. 비듬의 원인이 식생활, 호르몬, 스트레스, 과도한 다이어트 등이 원인이 될 수 있다는 연구 결과가 있다. 또한 변비, 위장 장애, 영양 불균형, 샴푸 후 잔여물 등도 비듬과 관련이 있다.

각질, 비듬, 염증이 있을 때 주의해야 할 것들

· 샴푸할 때 각질이나 비듬을 제거하기 위해 과도하게 문지르지 않는다.

· 샴푸 후 두피를 잘 말려준다.

· 머리빗을 가능한 두피에 닿지 않게 빗는다. 두피를 자극하면 자칫 2차 감염이 발생될 수 있다.

· 두피의 염증이나 비듬을 제거해줄 수 있는 트러블 토닉trouble tonic을 바른다.

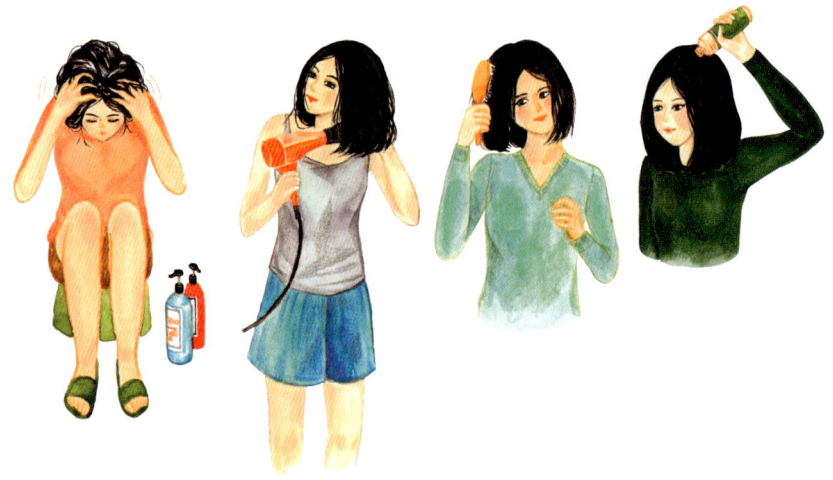

- 펌, 염색을 가능한 한 하지 않는다.
- 사우나 뜨거운 열이 닿는 것을 주의한다.
- 두피에 염증이 생기고 난 후 딱지가 생겼을 때 절대 강제로 제거하지 않는다.

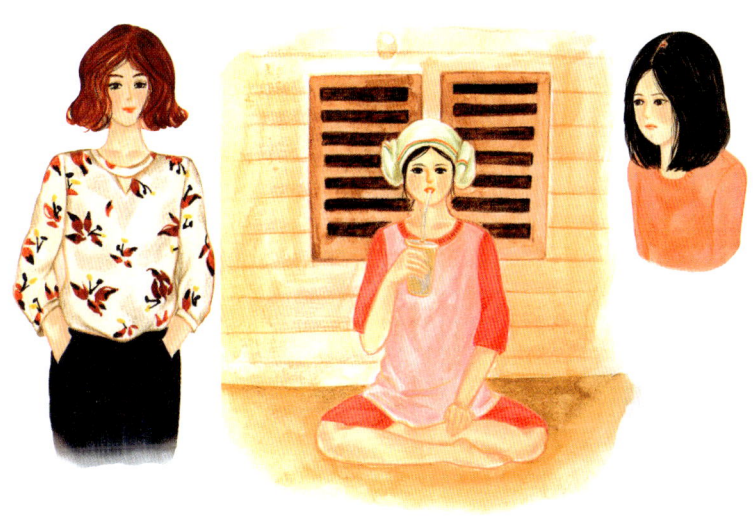

수분과 수면을
충분히 보충하라

　얼굴 피부를 위해서 물을 많이 마시라는 말을 귀가 아프도록 들었을 것이다. 두피도 마찬가지다. 물을 자주 마시면 두피의 열과 건조해진 두피를 완화시켜 탈모를 예방해준다. 두피에 수분이 없어서 각질과 가려움증이 나타나는 경우에는 더욱더 물을 많이 마셔야 한다.

　건강한 두피를 위해서는 충분한 영양분과 산소 공급이 필요한데, 물이 부족하게 되면 혈류의 흐름이 원활하지 않고 혈액이 끈적해진다. 그러면 혈액순환에 문제가 생겨 탈모가 올 수 있다. 물을 충분히 마시면 세포 노화 억제에도 도움이 된다.

그럼 물은 얼마나 마셔야 할까? 일반적으로 하루에 소변으로 배설하는 수분이 약 1.4리터, 소변 이외에 땀 등으로 배출하는 수분이 약 1리터로 총 2.4리터 정도다. 그러므로 하루에 섭취해야 하는 수분도 2.4리터 정도다. 그런데 하루에 음식으로 섭취하는 수분 양이 1~1.2리터 정도 되니까, 적어도 식사 이외에 1.5리터의 수분을 보충해줘야 한다. 따라서 통상 하루에 8~10잔의 물을 의도적으로 마셔야 한다.

또한 중요한 것이 수면이다. 똑같은 조건에서 두피 관리를 하더라도 언제, 어느 정도 자느냐에 따라 효과가 다르기 때문이다. 보통 밤에 일하는 직업을 가지고 있는 분들을 관리해보면 확실히 정상적인 수면을 하고 있는 분들에 비해 두피 관리의 효과가 떨어지는 편이다.

불면증은 수면과 각성을 조절하는 뇌 신경계의 기능 이상으로 발생한다. 스트레스가 가장 큰 원인으로 꼽히며 이밖에도 심리적, 환경적, 질환 등의 요인이 증상을 악화시킨다. 잠 들기까지 30분 이상의 시간이 필요하거나 하룻밤에 잠을 깨는 횟수가 5회 이상인 경우, 전체 수면 시간이 6시간 이하인 경우, 한 번 깨면 다시 잠들기 어려운 경우 불면증을 의심해봐야 한다. 문제는 불면증이 잠을 충분히 자지 못하는 것에서 그치는 것이 아니라 전체적인 신체 면역력을 저하시키고 두피와 모발 건강을 악화시킨

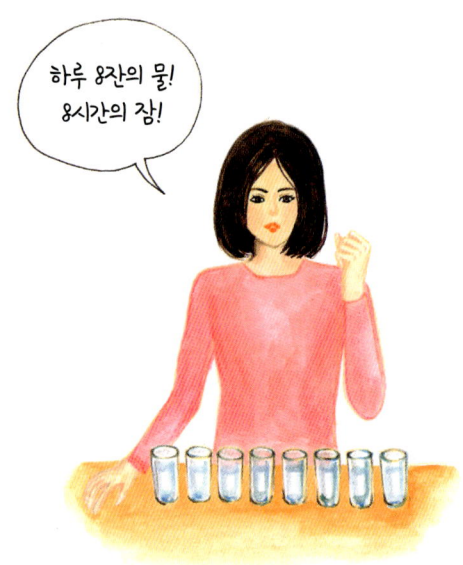

다는 것이다. 잠을 자는 동안 신체 내 호르몬 변화가 이루어지며 생체리듬이 형성된다. 그런데 충분한 숙면을 취하지 못할 경우 부교감신경 기능이 저하되면서 두피에 영양 공급이 제대로 이루어지지 않아 탈모를 심화시킬 수 있다.

다시 말해, 잠을 잘 자야 면역력과 세포 성장이 잘 이루어져 모발도 잘 자란다. 하루 7~8시간 수면을 취하면서, 10~11시쯤 취침해서 6~7시에 기상하는 것이 좋다.

음주 후에는 반드시 수분과 수면을 보충해야 한다

술은 체내 열을 상체 쪽으로 올라가게 한다. 그러면 원활한 혈액순환이 이루어지지 않아 두피와 모발에 영양 공급이 어려워져 탈모를 일으킨다. 특히 음주를 했을 때 얼굴 쪽으로 열이 많이 발생하는 사람은 더욱더 문제가 될 수 있다. 간에서 처리하지 못한 알코올이나 알코올 분해로 생기는 아세트알데히드acetaldehyde는 다시 혈액 내로 들어가 산소를 운반하는 적혈구와 결합하게 된다. 이렇게 되면 모발에 공급되는 혈액에는 영양분도 산소도 아닌 알코올 찌꺼기가 운반되고, 모발은 영양을 제대로 공급받지 못해 질식 상태가 되고 만다. 당연히 모발도 손상을 입어 약해져가고 어느 사이에 탈모는 계속 진행된다.

두피는 모발에 가려져 있으나 얼굴 피부에 비해 상당히 예민한 피부 구조로 되어 있다. 특히 알코올에 민감하게 반응해서 홍반 및 염증을 유발하며 피지 분비가 갑자기 증가하는 현상이 나타난다. 이로 인해 탈모에도 영향을 주게 되는 것이다. 따라서 적당한 음주를 해야 하며 세정에 신경 써야 하고 염증이 나타난 경우 진정 관리를 해야 한다. 또 음주 후에는 수분 공급이 중요하다. 물을 많이 마셔 피부와 두피에 수분을 충분히 보충해주어야 탈모를 예방할 수 있다.

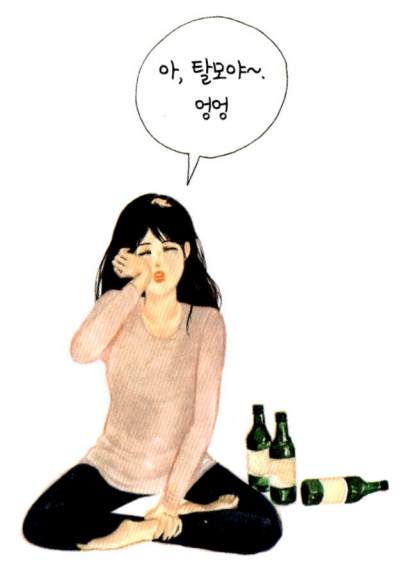

Tip

탈모 관리와 음주

　탈모 관리 기간 중에 음주를 줄여달라고 하면 대부분의 사람들이 어쩔 수 없이 마시게 된다고 한다. 그렇다면 최소한 아래 내용들은 지켜서 섭취하길 바란다.

1 음주량과 음주의 횟수를 줄이고, 탄산음료나 커피 등과 같이 마시지 않는다. 탄산음료는 위에 자극을 주고, 식도와 위 사이의 괄약근과 위장 근육을 이완시켜 위산이 역류할 수 있다.

2 자극적인 안주를 피한다. 술과 같이 먹는 안주가 문제가 되는데, 맵고 짜고 기름진 음식을 줄이고 과일과 야채, 물을 많이 섭취한다.

3 최대한 오랜 시간 수면을 취한다. 충분히 휴식을 취해야 알코올을 해독할 수 있다.

4 두피의 위생 관리를 철저히 한다. 음주 후 발생한 열은 피지 분비를 증가시키고, 숙취로 인한 피로는 체내의 노폐물 배출에 영향을 준다. 음주 후에는 반드시 샴푸를 신경 써서 한다.

5 음주 후 손실될 수 있는 영양소를 챙겨 먹는다. 알코올 섭취는 비타민 결핍을 일으킬 수 있다. 특히 비타민B1, B2, B6도 최적 섭취 용량인 하루 각 100mg씩 섭취하면 도움이 된다. 칼슘과 마그네슘을 2:1 비율로 칼슘 1500mg, 마그네슘 750mg 정도 섭취하고 비타민C도 하루 3000mg 이상 섭취한다.

반드시 실리콘 수영모를 써라

운동을 하는 건 물론 좋은 일이다. 과도한 운동만 피하면 된다. 운동을 심하게 하면 두피에 열이나 땀이 증가하기 때문에 좋지 않다. 자외선이 강렬한 정오부터 오후 3시 사이 외부에서 운동을 하는 것도 탈모를 유발할 수 있다.

운동의 종류는 크게 상관이 없지만, 수영을 할 때는 주의를 하는 게 좋다. 두피가 건강한 사람이라면 별문제가 없지만 두피 트러블이나 탈모를 가지고 있는 경우에는 조심해야 한다. <u>수영장 물에 포함된 화학약품이 자극을 줄 수 있고, 두피가 건조해지면서 자극을 받을 수 있다.</u> 요즘에는 워터파크 같은 물놀이형 수영 시설을 찾는 사람도 많다. 이런 곳의 수질 상태는 대장균, 수소이온 농도, 탁도濁度 등으로 결정된다. 이 중에서 두피 건강과 관련 있는 건 수소이온 농도다. 두피에는 세균, 바이러스 등 외부 자극으로부터 두피를 보호하기 위해 ph 4.5~5.0 정도의 약산성 막이 형성되어 있다. 물놀이형 수영 시설의 수질 관리 기준은 ph 5.8~8.6으로 두피의 수소이온 농도보다 높다.

이처럼 두피의 수소이온 농도보다 높은 물에 장시간 노출되어 있으면 두피 각질층이 자극을 받아 약화된다. 각질층은 세균, 곰팡이, 알레르기 유발 물질 등의 각종 자극 물질이 피부로 침투하지 못하게 막는 역할을 한다. 따라서 두피 각질층이 얇아질 경우 세균, 곰팡이 등이 두피로 침입하기 쉬워진다. 수영장에서 흔히 사용하고 있는 소독약 속의 클로린chlorin이라는 화학 성분과 바닷물의 염분도 모발의 단백질을 손상시켜 머리카락을 건조하게 만들 수 있다. 따라서 수영을 하는 경우에는 천으로 된 수영모보다는 수영장의 물과 접촉을 차단하는 실리콘으로 된 수영모를 착용하는 것이 좋다.

물놀이 후에서는 미지근한 온도의 깨끗한 물로 모발뿐만 아니라 두피 속까지 깨끗하게 씻어내야 한다. 그런 다음 두피를 완전히 건조시켜, 두피가 세균이 번식하기 좋은 습한 환경이 되지 않도록 해야 한다. 젖은 모발은 정상 모발보다 20% 정도 약해진

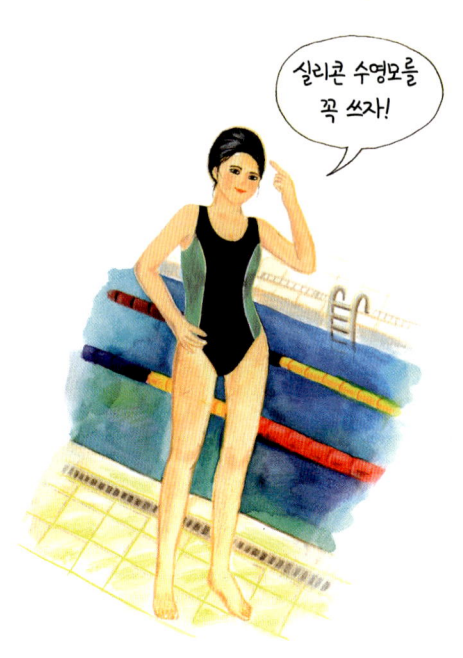

상태다. 모발을 타올로 비비지 말고 두드리거나 가볍게 짜는 형태로 머리를 말리고, 수영장 물의 염소 성분을 제거하고 보습을 줄 수 있는 두피 제품을 바르는 것이 좋다.

<u>수영 후 두피가 건조하고 예민해졌을 때는 빠른 진정이 중요하다.</u> 알로에는 피부 진정과 보습 효과가 뛰어나다. 또 해초팩은 모세혈관 기능을 원활하게 해주어 보습 및 유연막을 형성해준다. 또한 미네랄이 풍부하게 들어 있어 신진대사를 원활하게 해준다. 두피·탈모 관리 전용 '스칼프 필링' 또한 도움이 되는데, 매일 바르지는 않아도 두피 모발의 손상이 의심될 때나 수영 후에 3~5일 정도 사용하면 도움이 된다.

두피를 진정시키는 해초팩

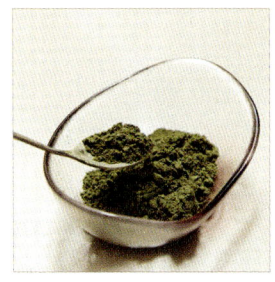 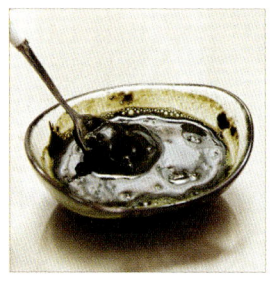 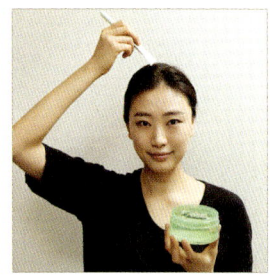

준비물   해초 가루, 작은 볼, 팩 붓, 알로에겔

방법   1 해초 가루를 1스푼, 물을 4~5스푼 정도를 작은 볼에 넣어 걸쭉하게 섞는다.

2 팩 붓으로 두피 정수리의 손상된 부위에 모발을 1cm 정도 가르고 골고루 바른다.

3 30분 후 모발을 잘 헹구어낸 다음 알로에겔을 바른다.

탈모 걱정 없는
건강한 다이어트

여성의 경우 탈모의 원인 중 많은 것이 바로 다이어트다. 초절식과 무리한 운동으로 영양이 부족해지면 인체는 위기 상황으로 인식한다. 그래서 생명 유지에 상대적으로 비중이 적은 말초 부위의 혈액순환을 차단한다. 그러면 성장기의 모발이 급작스럽게 휴지기로 들어서면서 탈모가 된다.

다이어트를 하는 대부분 사람들은 다이어트를 할 때 탄수화물을 줄이거나 섭취하지 않는다. 몸에서 탄수화물이 부족하게 되면 몸은 단백질, 젖산, 지방 등에서 에너지를 끌어다 쓰게 된다. 지방을 끌어다 쓰면 좋지만, 문제는 단백질까지 끌어다가 에너지로 사용하게 된다. 그 결과 모발의 주성분인 단백질이 부족해지면서 모발이 가늘어지고 탈모가 일어날 수 있다. 또 다이어트 약은 인체 전반의 대사를 높이기 위해 열을 발생시키는데, 특히 두피의 열이 발생되어 탈모를 유발할 수 있다.

　다이어트로 인한 탈모는 어느 특정 부위가 빠지는 것이 아니라 전체적으로 빠지는 경우가 많다. 다이어트 후 2~3개월 후부터 빠지는 특징이 있으며, 머리를 감을 때 한 움큼씩 빠지거나 머리카락이 가늘어진다. 머리를 묶었을 때 핀이 헐거워지면 다이어트에 의한 탈모를 의심할 수 있다.

　탈모를 예방하는 건강한 다이어트 방법은 많이 알고 있을 것이다. 중요한 것은 급하지 않게 좋은 영양을 채우며 감량하는 것이다. 몸무게의 5~10% 정도를 3~6개월에 걸쳐 서서히 감량한다. 끼니를 거르지 않으며 적어도 두 끼 이상 섭취한다. 적당한 운동은 물론이다.

　그런데 사람들이 음식과 운동에만 신경 쓸 뿐, 잘 모르는 것이 있다. 바로 영양소를 체크하는 것이다. 다이어트 전에 무기질(미네랄mineral) 상태를 체크하자. 인체를 구성하는 영양상 중요한 무기질은 칼슘, 인, 마그네슘, 칼륨, 나트륨, 염소 그리고 미량 원소로서 철, 구리, 황, 요오드, 망간, 코발트, 아연 등이다. 이들 무기질은 열량을 내지는 않지만, 인체의 구성 성분

중의 하나로서 특히 근육과 골격 같은 신체 조직을 구성하고, 체내의 생리 기능을 조절하는 필수영양소다. 따라서 체내 무기질의 균형 상태를 반드시 확인하고 자기 몸에 필요한 영양소를 부족하지 않도록 유지해야 한다.

<u>무기질 중에서 마그네슘의 섭취를 늘리는 것도 중요하다. 마그네슘은 단백질, 지방, 탄수화물 같은 3대 영양물질의 소화, 흡수, 소모의 모든 단계를 도와준다.</u> 인슐린을 도와 세포 속으로 포도당이 잘 들어갈 수 있도록 하여, 혈당을 떨어뜨리고 비만 유전자의 발현을 억제하여 비만을 예방하기도 한다. 또 300종류가 넘는 체내의 효소 작용을 돕고 있다. 마그네슘은 탄수화물 중독을 완화해주기도 한다.

비타민B도 중요하다. 비타민B는 체지방이 잘 타도록 도와주는 역할을 한다. 체지방 대사뿐 아니라 피로감도 줄여준다. 함량은 권장량보다는 최적 섭취량 기준으로 섭취하는 것이 좋다. 이런 영양소를 영양제로 섭취하면서 다이어트를 해야 탈모를 막고 건강한 체중 감량을 할 수 있다.

PART 5
풍성한 모발을 위한 식단 제안

검은콩만으로는
부족하다

'탈모' 하면 검은콩을 떠올리는 사람이 많을 것이다. 과연 검은콩을 먹으면 검은 모발이 많이 올라올 수 있을까? 물론 콩 안에는 여성호르몬인 에스트로겐estrogen과 유사하여 에스트로겐 분비를 유도하는 이소플라본isoflavones이 많아서 남성호르몬인 테스토스테론testosterone을 억제시켜 탈모에 효과적이라고 한다. 하지만 단지 단백질만으로 모발이 나기는 어렵다. 단백질을 합성하고 대사가 되려면 비타민과 미네랄이 반드시 필요하기 때문이다.

몸에 필요한 5대 영양소인 '탄수화물, 단백질, 지방, 비타민,

미네랄' 중에 여러분들은 모든 영양소를 균형에 맞게 골고루 섭취하고 있는가? 탄수화물은 대부분 음식으로 섭취하기 때문에 따로 보충할 필요가 없지만 필수지방산이나 비타민, 미네랄은 먹을거리가 풍부해졌음에도 불구하고 아이러니하게도 불균형하거나 부족한 경우가 많다. 각각의 영양소들은 독립적으로 인체 내에서 작용하는 것이 아니라, 영양소끼리 상호작용을 통해 기능과 역할을 수행한다. 즉 체내 영양소가 불균형하다면 영양소 섭취에 문제가 있다는 것이다.

육류 단백질을 지나치게 많이 먹으면 단백질 부산물이 생기는데, 몸에서 분비되는 아미노산인 호모시스테인homocysteine의 농도가 높아지면 심혈관 질환 등 여러 문제가 발생할 수 있다. 단백질을 많이 먹는다면 단백질 합성을 위해 필요한 미네랄을 함께 섭취해야 한다. 그것이 바로 아연이다. 또 단백질을 대사하기 위해서는 비타민B6가 필요하다. 따라서 단백질을 먹는 것과 함께 이 둘을 추가해야 한다. 아연이 많은 대표적인 음식은 굴이다. 비타민B6는 생선에 많이 들어 있다.

결국 골고루 먹으면서 비타민, 미네랄을 함께 섭취하는 것이 중요하다. 그런데 이런 것들을 음식으로 먹어서 필요량을 충족하기는 힘들다. 하루 충분한 비타민을 섭취하려면 과일은 종이컵으로 5컵, 단백질은 두부로 봤을 때 하루 2모를 먹어야 한다.

음식을 먹었을 때 영양소는 가장 중요한 기관부터 전달된다. 모발에는 가장 늦게 전달되므로 탈모가 있으면 이런 영양소를 권장량보다 많이 섭취할 필요가 있다. 음식으로 필요한 영양소를 충족하기 어려운 경우는 영양 보충제의 형태로 챙겨 먹는 것이 좋다.

피부에
양보하지 마라

 두피 상담을 하다 보면 가장 많이 듣는 질문이 "모발에 좋은 음식이 뭐예요?"이다. 이에 대해선 이렇게 대답할 수밖에 없다.
 "몸에 좋은 음식은 두피에도 다 좋습니다."
 두피와 모발에 좋은 음식이 따로 있는 것은 아니다. 두피와 모발도 몸의 일부이니 먹는 것들이 모두 전달된다. 그러나 두피와 모발은 영양소가 가장 마지막에 도달하는 곳이다. 몸은 섭취한 영양소를 혈액, 장기 기관 등 가장 중요한 곳부터 보낸다. 머리카락이야 빠져도 생명에 지장이 없으니 가장 늦게 보내주는 것이다. 그래서 <u>다이어트를 하느라 영양 섭취가 부족해지면 머</u>

리가 먼저 빠진다. 위장에 문제가 생겨 영양소를 잘 섭취하지 못하는 사람도 가장 먼저 탈모를 호소한다. 그러니 두피에 문제가 생기고 머리가 빠지기 시작했다면 가장 근본적으로는 먹는 것에 문제가 있을 수 있다.

피부처럼 두피도 이너뷰티InnerBeauty가 중요하다. 겉에 얼마나 좋은 걸 바르든 속이 썩어 있으면 아무 소용이 없다. 뿌리가 죽어서 영양소를 보내주지 못하는데, 줄기 겉에 아무리 좋은 걸 발라준다고 꽃이 필 수 있을까? 어느 화장품 광고에서 '먹지 마세요. 피부에 양보하세요.'라는 말을 하는데, 실은 그 반대다. 피부에 양보하기 전에 먼저 섭취해야 한다.

처음 두피센터를 운영할 때는 그저 두피 겉만을 관리하는 데만 신경을 썼다. 앞서 설명한 샴푸법 같은 외적 관리는 분명 중요하다. 대부분의 사람이 영양을 고르게 섭취하고 특별한 문제가 없을 때는 외적 관리만으로 충분한 효과를 볼 수 있다. 또 두피에 문제가 있어 탈모가 온 경우에도 두피 관리만으로 개선할 수 있다. 그러나 기본적으로 모발은 혈액을 통해 영양분과 산소를 공급받아 모모세포毛母細胞를 분열시켜 성장한다. 영양 상태가 불균형하면 모유두毛乳頭에 영양분이 공급되지 않아 모발 성장이 지연되거나 가늘어지면서 탈모가 된다. 탈모가 온 사람들 중에는 영양의 불균형에 빠진 사람이 많다. 그런 사람들에게는 갖은 외적 관리를 해줘도 개선이 어렵다.

　체내 영양물질의 과부족이나 불균형은 두피·탈모 문제를 지속적으로 진행시키며 더불어 질병 발생의 원인이 된다. 그러므로 두피·탈모 관리 과정에서의 내적 영양 관리는 매우 중요하다. 인체 내부로의 영양 공급과 전달 과정의 개선 없이 외적으로 영양물질만 투입해서는 신속하고 지속적인 변화를 얻기까지 많은 시간이 걸릴 수 있다. 효과적인 두피와 모발의 개선 효과를 기대하기 위해서 체내에 영양물질을 집중적으로 공급하고 흡수가 잘 되도록 도와줘야 한다.

　따라서 매일 어떤 음식을 섭취하는지가 정말 중요하다. '내가 먹는 음식이 내가 된다.'는 말이 있는데, 나는 '내가 먹는 음식이 머리카락이 된다.'고 말하고 싶다. 일반적으로 탈모에 좋은 음식을 소개하니 생활 속에서 찾아 먹으려는 노력을 해주길 바란다. 보면 굳이 외울 필요도 없다. 앞서 말했듯 몸에 좋은 음식이 탈모 관리에도 좋고, 몸에 나쁜 음식은 모발에도 나쁘다.

Tip

탈모 관리에 좋은 음식

미역, 다시마, 김, 조개, 새우 등의 해산물
모발 성장에 필요한 철, 요오드 등 각종 미네랄 함유

토마토, 옥수수, 시금치, 쑥갓, 버섯, 미나리, 참깨, 파, 생강, 마늘, 구기자 등의 야채류
산화 스트레스를 억제하는 베타카로틴betacarotene, 비타민B군 함유

콩, 검은깨, 찹쌀, 두부, 우유, 호두, 효모
단백질, 불포화지방산, 비타민, 미네랄 함유

달걀노른자, 어류, 뱀장어
단백질, 아미노산, 미네랄 함유

하루 2리터의 물, 녹차
신체 순환을 완성하게 하여 모낭의 혈액순환을 돕는다.

탈모 관리에 나쁜 음식

라면, 빵, 햄버거, 피자, 돈가스 등의 가공식품
비타민·미네랄 등 필수 영양분이 결핍되어 있고, 칼로리는 높고 포화지방산이 많아서 몸속의 염증 수치와 스트레스 호르몬 수치를 높인다.

담배, 콜라, 술
산화 스트레스를 높이고 몸속 비타민을 고갈시킨다.

설탕, 케이크, 생과자, 아이스크림 등
비타민 등의 영양분은 결핍되어 있으며, 당분 대사로 몸속의 비타민과 조효소를 고갈시킨다.

기름진 음식
포화지방산으로 인한 남성호르몬의 증가는 탈모를 악화시키고, 산화 스트레스를 높인다.

중금속을
해독하라

　체내에 축적되어 질병을 발생시킬 수 있는 대표적인 중금속에는 수은, 납, 알루미늄 등이 있다. <u>공해와 오염된 환경에 사는 현대인은 중금속에 오염되어 있을 가능성이 높다. 중금속 등 독성 물질은 자신도 모르는 사이에 인체 내에 축적된다.</u> 중금속은 여러 가지가 있어서 축적되는 부위나, 인체에서의 작용하는 역할이나, 손상을 주는 내용도 각각 다르다.

　인체는 전체적으로 유기적인 상관관계를 이루면서 그 기능을 유지하고 있기 때문에 두피만을 따로 떼어놓고 생각할 수 없다. 독성 중금속은 두피와 모발에 1차 원인이 될 수도 있고, 2차 원

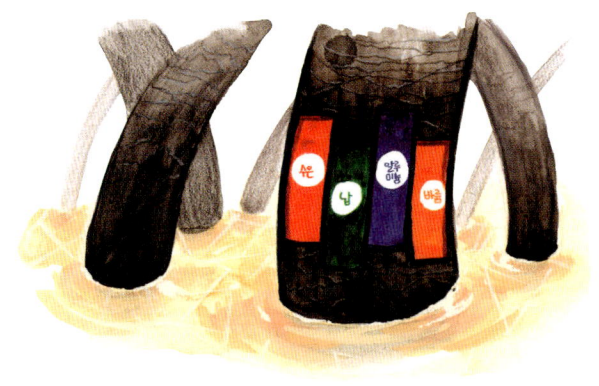

공해와 오염된 환경에서 생활하기에 위험성은 매우 크다

인이 될 수도 있다. 두피에 직접적인 원인으로 작용할 수도 있지만 인체의 어느 기관에 축적되었다가 서서히 인체 각 기관의 기능을 저하시키거나, 기관의 작용을 방해해 탈모를 포함한 여러 만성질환의 증상으로 나타날 수도 있다.

만성질환이나 탈모 증상이 있다면 모발 중금속 검사를 받아보기를 권한다. 병원이나 전문 검사기관에 가서 받을 수 있다. 독성 중금속 검사는 한국인에게 검출되기 쉬운 10가지 항목을 검사한다. 검사 결과에서 흔히 높은 수치를 나타내는 항목은 수은, 납, 알루미늄, 바륨barium 등이다. 각각의 독성 원소는 체내 축척되는 양의 허용 범위를 규정하고 있으나 검출되는 양이 적을수록 좋다. 허용 범위를 초과하였다면 그만큼 건강상의 문제가 생겨날 가능성이 높고, 허용 범위에 근접했다면 체내에 미치는 영향 또한 크다는 의미다. 허용 범위를 초과한 중금속을 파악했다면 그 중금속을 배출할 수 있는 음식 등을 섭취하는 노력이 필요하다.

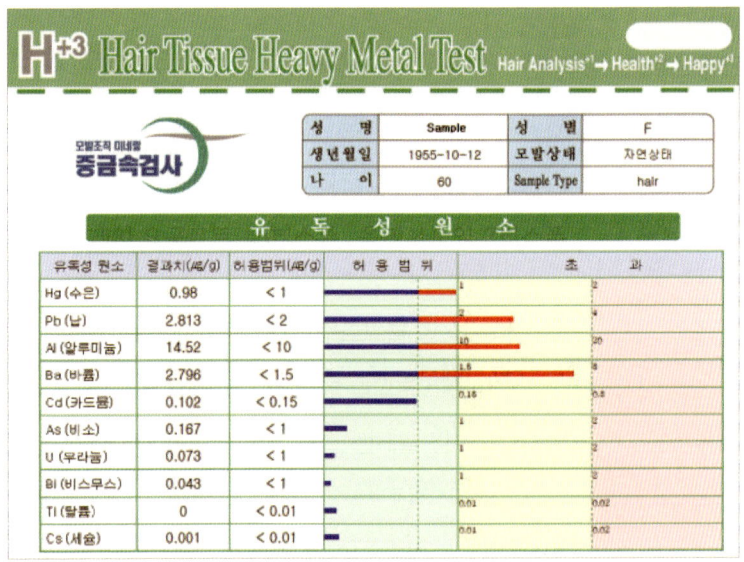

중금속 검사의 예

Tip

중금속 자가 진단법

간단하게나마 자가 진단을 해보자. 중금속에 중독된 사람을 보면 평소에 알면서도 지나칠 수 있는 만성질환에 걸려 있는 경우가 많다. 아래 항목에서 3~4가지 이상 확인되면 중금속 검사를 해보는 것이 좋고, 건강에 더욱 관심을 가져야 한다.

- 건강검진 하면 별문제가 없는데, 계속 불편하거나 만성피로가 있다. ☐
- 생선, 조개, 어패류를 자주 먹는다. ☐
- 잇몸 질환, 알레르기성 피부염, 천식 등 만성질환이 있다. ☐
- 충치용 아말감amalgam 치료를 받았다. ☐
- 매사에 짜증이 나고, 사소한 일에도 신경질이 난다. ☐
- 정신이 멍해지고, 기억력과 집중력이 떨어진다. ☐
- 단것이나 캔 음료를 자주 즐기거나 편식을 한다. ☐
- 기운이 없고, 권태를 자주 느낀다. ☐
- 혈색이 좋지 않다는 말을 듣거나 어지러움을 자주 느낀다. ☐
- 빈혈이 있고, 머리카락이 자주 빠진다. ☐
- 빵이나 과자류를 자주 먹는다. ☐

수은을
해독하는 음식

정수리 탈모가 심한 고객이 방문한 적이 있다. 탈모를 개선하려고 '먹는 발모제', '바르는 발모제'를 사용하고 여러 곳에서 오랫동안 두피 관리를 받았지만 별다른 관리 효과가 없었다고 했다. 탈모뿐만 아니라 만성피로와 눈 떨림, 불면증, 손발 습진과 알레르기로 불편함을 호소했다. 만성피로로 3년 동안 피부과에서 일주일 1회 정도 꾸준히 비타민 주사를 맞고 있었던 상태였다. 그 남성의 식생활을 체크하던 중 주 3~4회 정도 횟집, 특히 참치 횟집에서 주로 모임을 한다는 것을 발견했다. 그는 '육류는 콜레스테롤이 높으니 될 수 있으면 안전하다고 생각한 어류를 찾는다.'고 했다. 또한 '충치 때문에 어금니 쪽에 아말감으로 치료한 지 5년 정도가 넘었다.'고 했다. 모발을 통한 중금속 검사를 해본 결과, 3.6ppm(허용 범위는 1ppm 이하) 정도로 수은 오염이 심각했다. 신경계에 영향을 주는 수은은 두피의 신경계에도 마찬가지로 나쁜 영향을 준다. 모낭의 모세혈관 벽을 파괴하여 모발 생성의 원천인 모모세포에 혈액을 공급하지 못하게 하여 탈모를 일으키게 한다.

우선은 오염원인 아말감을 제거하고 평소에 많이 먹었던 참치나 회 종류를 줄이도록 권고했다. 큰 생선보다는 작은 생선으로 메뉴를 바꾸도록 권유했고, 해독을 위해 1년 동안 영양제를 복용하게 했다. 해독하면서 좋아진 점은 잠을 잘 잘 수 있게 되었고, 손발에 생겼던 원인 모를 피부 질환이 개선되었다. 또한 항상 피곤해서 비타민 주사를 주 1회 맞았던 것도 월 1회 정도로 줄였다. 모발은 약 1년 정도 두피 관리와 같이 병행하면서 좋아지기 시작했다.

수은은 화학 공장에 있을 거라고 생각하지만 자연환경이나 일상에서도 많이 접한다. 우선 치과용 아말감에 수은이 많이 있다. 아말감 전체의 50%가 수은이다. 아말감의 위험에 대해선 논쟁이 많다. 하지만 많은 치과 의사들이 좋은 치과 재료가 많이 개발됐기 때문에 단점이 많고 수은중독의 잠재적 유

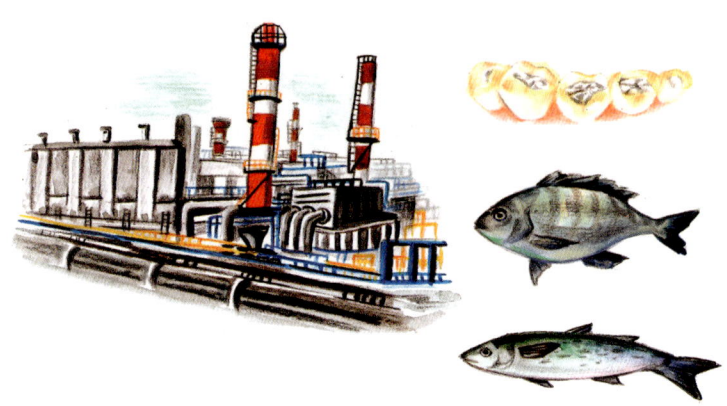

수은 오염을 일으키는 것들

해성을 갖고 있는 아말감을 환자에게 최우선으로 권하지 않는 게 좋다고 말한다.

무엇보다 식품에 들어 있는 수은이 가장 치명적이다. 메틸수은methyl水銀은 바닷속 먹이사슬을 통해 플랑크톤이 메틸수은을 섭취하고 작은 물고기에서 큰 물고기로 먹이사슬이 진행되는 과정에서 축적 농도가 높아진다. 예를 들면, 옥돔·상어·왕고등어·대형 참치 등에는 수은의 함량이 높다. 특히 임산부나 수유부는 가능한 섭취를 피하는 것이 좋다. 일본 후생성厚生省은 임산부에게 참치·고래·상어·연어 등의 대형 생선을 일주일 2회

Tip

수은 걱정 없이 생선 먹는 법

방법
1 생선의 내장을 꼭 제거한다. 수은이 생선의 체내에서 가장 많이 축적되는 곳인 내장과 눈, 알, 기름, 껍질 등을 깨끗이 제거한다. 생선 눈알의 주변에 있는 살도 제거한다.
2 섬유질이 많은 채소나 곡류와 같이 먹는다. 이들이 몸 밖으로 배출될 때 수은도 같이 배출된다.

◆

수은 걱정 없이 과일, 채소 먹는 법

과일, 채소의 신선도 유지를 위한 농약에도 수은이 많이 함유되어 있어 깨끗이 씻는 것이 중요하다.

방법 물에 5분 정도 담갔다가 30초 정도 흐르는 물에 문질러 씻으면 잔류 농약 70퍼센트 이상이 제거된다.

이하, 1회당 60~80g 미만으로 섭취하도록 권장했다.

현대 생활에서 수은을 예방하려고 해도 어쩔 수 없이 섭취되는 부분이 있을 수 있다. 수은은 어떻게 해독할 수 있을까? 우선 수은을 제거하는 영양소로 셀레늄selenium이 있다. 셀레늄은 육류의 내장 및 해산물, 효모 등에 많다. 마늘, 현미, 보리, 카무트kamut 등에 많이 함유되어 있다. 음식으로 챙기기 힘들면 영양제 섭취를 권한다. 수은은 체내에 들어와서 정상적인 세포를 공격하는데, 셀레늄은 수은을 배출시켜준다. 셀레늄이 풍부한 견과류나 유제품을 꾸준히 먹는다.

황이 함유된 아마노산도 좋은 해독제다. 황이 함유된 아미노산은 마늘, 양파, 부추, 달걀에 풍부하다. 팩틴이나 알긴산 같은 식이섬유는 혈액 속의 중금속과 결합하여 같이 배설되면서 해독을 해준다. 알긴산alginic酸은 김·다시마에 많고, 펙틴pectin은 사과·당근·감귤류에 많이 함유되어 있다.

납을
해독하는 음식

오염된 대기나 미세한 황사 먼지에는 납이 많이 함유되어 있다. 납은 모낭세포의 활동을 저해하기 때문에 모발이 가늘어지고 쉽게 끊어지는 탈모로 이어지기 쉽다. 또한 미세 먼지가 두피의 모공을 막게 되면 피지의 배출이 원활하지 못하여 외부의 오염 물질과 섞여 두피에 염증이 생기기 쉬운 환경을 만든다. 또 중금속 성분으로 인하여 자극성 두피 염증을 일으키거나, 이러한 증상이 지속 또는 악화되면서 탈모로 발전한다.

미세 먼지를 막기 위한 방법은 많이 알려져 있다. 우선 외출할 때에는 모자를 착용해 두피를 보호하고, 외출 후에는 반드시

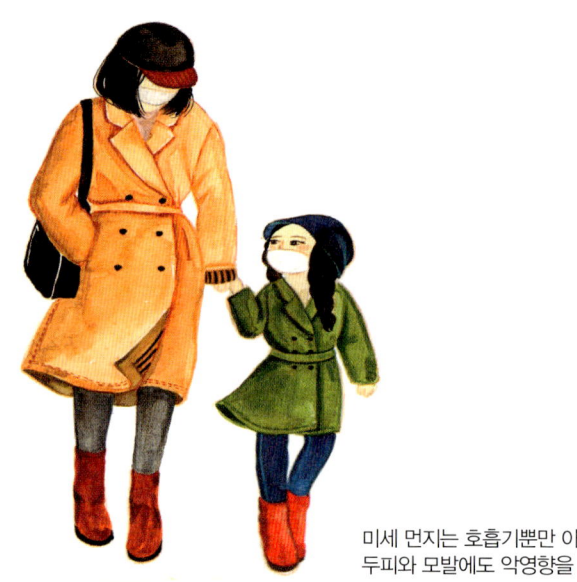

미세 먼지는 호흡기뿐만 아니라
두피와 모발에도 악영향을 미친다

머리를 감아야 한다. 요리를 할 때는 레인지 후드를 켜거나 창문을 열어서 환기시키고 조리 시간과 연기 발생을 최소화해야 한다. 미세 먼지가 심할 경우 창문을 닫아 미세 먼지가 실내로 들어오지 못하게 한다. 물을 수시로 마시고 손 씻기, 세안, 양치를 꼼꼼히 한다.

중금속을 해독하는 데 중요한 역할을 하는 성분 중 하나가 바로 아연이다. 납에 중독되면 아연 결핍 현상이 일어난다. 체내에 쌓인 납을 배출하는 데 효과가 있는 아연은 붉은색 살코기나 굴, 전복 등에 많이 있다. 아연은 수은·납·알루미늄·바륨의 해소가 필요한 사람에게 더욱 효과적이며, 탈모의 원인을 제어하는 미네랄로 탈모를 겪고 있는 환자들뿐만 아니라 아름답고 풍성한 모발을 원하는 사람에게 제격이다. 과일에는 사과가 중금속 흡착 및 흡수를 방해하고 발효 식품인 된장도 해독 효과가 뛰어나다. 이밖에 해독 성분이 강한 미나리, 도토리묵, 녹두, 숙주나물도 해독 식품에 속한다.

칼슘과 철은 납의 흡수를 감소시키고 예방하는 효과가 있다. 철분이 많이 함유된 육류, 생선, 계란, 콩 등의 음식과 우유, 요구르트, 치즈, 아이스크림 등 칼슘이 풍부한 음식을 섭취한다. 비타민D는 칼슘의 흡수를 도우며 비타민C는 항산화 작용이 있으므로 이들을 섭취하는 것도 납중독에 도움이 된다.

알루미늄을
해독하는 음식

　최근에 20대 여성이 찾아왔는데, 모발이 상당히 푸석거리고 정수리 부위뿐만 아니라 전체적으로 머리숱이 줄어드는 상황이었다. 현미경으로 두피 상태를 체크해 봐도 두피의 트러블이나 염증 등은 보이지 않고 깨끗했다. 탈모의 별다른 가족력도 없고 샴푸나 여러 가지 생활 습관도 괜찮은 편이었다. 일반적으로 다이어트를 하거나 영양의 부족인 경우는 모발이 전체적으로 줄어드는 경우가 있다. 우선은 식습관의 상태를 체크하기 위해 중금속 및 미네랄 검사를 해보았다. 알루미늄의 중독이 심했으며 미네랄 중 인과 칼슘, 아연의 부족으로 나왔다.

알루미늄의 오염원을 분석하던 중 일주일에 3~4일 정도는 아침식사나 저녁식사로 빵을 먹는다는 것을 알게 되었다. 알루미늄의 가장 큰 오염원 중의 하나가 식품첨가물인 베이킹파우더baking powder이다. 2006년에 KBS 〈추적 60분〉에서는 매출이 높은 과자 제품 10개의 유해 금속 함유량을 분석한 결과를 발표했다. 유해 금속이란 납, 카드뮴, 비소, 수은, 알루미늄을 말한다. 그중 알루미늄 수치가 높은 수준으로 나타났다. 따라서 베이킹파우더가 들어 있는 빵이나 과자류의 지나친 섭취는 자신도 모르는 사이에 치명적인 영향을 끼친다. 실제로 모발 검사 결과를 보면 10명 중 3명 정도는 알루미늄이 10ppm(허용 범위) 이상 체내에 있다는 걸 알 수 있다. 우선 이 여성에게 빵을 적게 먹되 가능한 야채나 단백질이 함유된 샌드위치를 먹게 하고 인의 공급원인 오메가3와 아연 영양제 섭취를 권장했다. 6개월 복용 후부터 모발도 굵어지고 윤기가 났다.

과도한 알루미늄은 철과 인의 결핍을 초래한다. 철과 인은 모발의 생성에 중요한 미네랄이다. 철은 체내 산소 운반과 혈액 생성, 에너지 생성을 위해 필요하다. 또 인의 결핍은 필수지방산의 부족을 나타낸다. 필수지방산의 결핍은 모발 손상과 피부 거칠어짐을 유발한다. 이러한 이유 때문에 알루미늄은 탈모를 유발하는 원인으로 작용할 수 있다.

따라서 알루미늄 조리 기구를 사용하지 말고, 낡은 조리 기구는 과감히 버리기를 권한다. 특히 양은 냄비는 90% 이상 알루미늄으로 되어 있다. 또 대부분의 제산제制酸劑에는 알루미늄이 들어 있기 때문에 성분을 확인하고 복용을 줄인다. 알루미늄 캔 성분으로 되어 있는 음료는 가능한 피한다. 특히 온장고에 있는 알루미늄 캔 음료는 더 위험하다. 그렇다고 이런 제품들을 전혀 쓰지 않을 수는 없는 일이다.

알루미늄을 해독하는 것이 중요한데, 인은 알루미늄 배출을 돕는다. 인의 농도가 낮다면 필수지방산과 인지질 결핍을 의미한다. 인의 주요한 공급원은 오메가3, 오메가6 지방산이다.

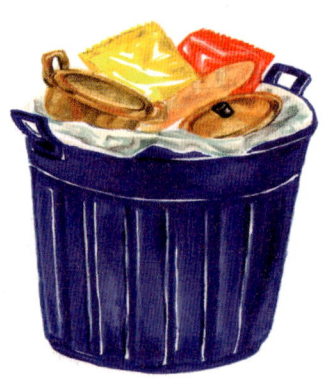

알루미늄 제품은 과감히 버리자

미네랄은
해답을 알고 있다

비듬이 많으면 칼슘 부족을 의심하라

칼슘(Ca)은 모발 조직에 꼭 필요한 원소이며 모발의 형태를 유지한다. 칼슘이 부족하면 비듬의 원인이 된다. 비듬은 모발의 성장을 억제하기도 한다. 칼슘의 조절은 비타민D가 하는데, 비타민D 수용체의 기능이 약화되면 탈모가 발생할 수 있다.

칼슘은 한 번에 500mg 이상 효과적으로 흡수하지 못하므로 나눠서 먹어야 흡수율이 좋아진다. 하루 권장량으로 남자는 800mg, 여자는 700mg이며, 상한 섭취량은 2500mg이다. 우유와 유제품, 치즈, 두부, 생선, 정어리, 연어, 콩류 등을 먹으면 좋다.

모발이 가늘어지면 마그네슘을 섭취하라

마그네슘(Mg)은 단백질합성과 비타민B1의 보관 · 유지 기능에 중요한 미네랄이다. 마그네슘의 결핍은 모발의 약화와 원형탈모증을 유발한다. 술을 많이 마시거나 피임약, 에스트로겐을 복용하는 여성은 마그네슘이 부족해서 모발이 가늘어질 수 있으니 마그네슘이 풍부한 음식이나 영양제를 늘리는 게 좋다. 또 칼슘이나 인을 너무 많이 섭취하면 마그네슘 흡수가 방해받는다. 따라서 칼슘과 마그네슘의 비율은 2:1로 균형 있게 섭취하는 것이 좋다. 유제품은 칼슘 함유량이 많은 한편 마그네슘의 양이 적기 때문에 주의가 필요하다.

하루 권장량으로 남자는 370mg, 여자는 280mg이며, 상한 섭취량은 350mg이다. 15~18세 청소년의 경우 급격한 성장에 따라 더 많은 양이 필요할 수 있다. 그늘에서 말린 미역, 김, 다시마류, 톳, 호박씨, 참깨, 아몬드 등이 좋다.

셀레늄 결핍은 원형탈모증을 일으킬 수 있다

셀레늄(Se)은 항산화 효소의 구성 성분으로 결핍될 경우 원형탈모증을 야기할 수 있고, 과잉될 경우는 셀레늄의 독성으로 인해 모발의 약화와 탈모를 유발할 수 있다. 셀레늄은 독성이 강한 미네랄이므로 암 예방에 좋다는 이유로 과잉 섭취를 하지 않도록 주의해야 한다.

18세 이상 남성과 여성의 하루 권장 섭취량은 60mcg(㎍)이다. 상한 섭취량(거의 모든 사람들이 건강 장애를 일으킬 위험이 없다고 보는 습관적 섭취량)은 남성, 여성 400mcg이다. 어패류(꽁치, 정어리, 모시조개, 가다랑어), 해조류(돌김, 미역), 달걀노른자, 소간(날 것) 등이 좋다.

두피 뾰루지나 염증에는 아연이 좋다

아연(Zn)은 상처나 조직을 복구하는 데 중요하기 때문에 지루성피부염이나 건선, 비듬, 각질이 많은 두피 개선에 도움을 주는 미네랄이다. 두피에 염증이 있거나 건선, 각질이 심한 경우는 모발을 통한 미네랄 검사를 해보면 아연이 부족한 사례가 많다. 아연은 '피부 미네랄'이라고 불릴 정도로 피부와 밀접한 관련이 있다. 아연은 단백질 합성에 중요한 미네랄이다. 모발은 단백질로 구성되어 있으므로 아연의 결핍은 탈모를 유발하며 과다 부족은 원형탈모증이 나타날 수 있다.

성인의 아연 권장 섭취량은 남자는 10㎎, 여자는 8㎎이며, 상한 섭취량은 35㎎이다. 아연은 여러 식품에 함유되어 있으나 대개 단백질이 풍부한 식품에는 아연도 풍부하다. 가장 우수한 식품은 어패류(특히 굴), 육류, 가금류 등이다.

모발이 건조하면 인을 섭취하라

인(P)은 뼈와 치아의 구성 성분이며 인지방질로서 세포를 구성하는 생체막의 구성 성분이다. 또 세포의 에너지 대사, 세포막 구성 등의 기능을 수행하는 등 생물학적으로도 매우 중요하다. 인이 부족하다는 건 필수지방산이 결핍되었다는 뜻인데, 필수지방산이 결핍되면 모발이 건조해지고 잘 부러질 수 있다. 또한 두피의 화농성염증 등을 일으켜 탈모를 유발한다.

남녀 하루 권장량은 700mg이며, 성인의 상한 섭취량은 3,500mg이다. 좋은 식품원은 주로 단백질 식품으로 유제품, 어패류, 두류, 알류(달걀노른자에 많다), 우유가 있다. 식물성 식품으로는 견과류, 채소와 곡류, 두부 등이 있다.

철의 결핍은 탈모를 유발한다

모발의 주원료는 혈액이다. 때문에 혈액의 중요한 구성 요소인 철(Fe)이 결핍되면 혈액을 통한 산소 공급이 부족해져 탈모를 유발하게 된다.

성인의 철 하루 권장 섭취량은 남자 10mg, 여자 14mg이고, 50세 이상의 여성은 9mg이다. 철이 풍부한 식품에는 동물 간(肝),

육류, 해물, 콩, 두부, 녹색 채소, 영양 강화 시리얼 등이 있다. 동물성 식품의 철(육류, 어류, 가금류)이 식물성 식품의 철보다 흡수율이 더 높다. 귤, 딸기, 고추, 피망, 브로콜리, 배추 등 비타민 C와 함께 섭취하면 철 흡수량을 늘릴 수 있다. 차에 많이 함유된 탄닌 성분은 철 흡수율을 낮추기 때문에 차나 커피는 식사와 함께 섭취하지 않는 것이 중요하다.

뚝뚝 끊기는 머리카락은 구리가 부족해서다

구리(Cu)는 정상적인 모발 성장에 영향을 주고, 모발의 색깔과 형태를 결정한다. 그래서 구리가 결핍되면 머리카락이 잘 부러지게 하고, 탈모나 모발 성장을 저해하는 원인이 된다. 구리가 너무 많아도 탈모를 유발한다. 구리가 많다는 건 나트륨이 부족하다는 뜻인데, 나트륨 수치가 낮으면 머리카락의 모낭으로 생명 유지에 필요한 영양분의 운송이 제대로 되지 않는다. 또한 부신副腎 기능의 약화를 초래해 체내 조직의 칼슘의 축적을 야기한다. 칼슘의 축적은 세포막을 가로지르는 영양분의 운송을 방해해 머리카락에 영양분이 흐르는 걸 감소시켜서 탈모를 유발한다. 또 부신과 갑상선 기능이 저하되면서 두피에서 혈액순환도 잘되지 않아 탈모의 원인이 된다. 그러므로 적당한 섭취가 중요하다.

한국인 성인의 구리 권장 섭취량은 800㎍이고, 상한 섭취량은 10,000㎍이다. 구리의 좋은 식품원은 동물 간, 갑각류, 견과류, 종자류, 전곡류, 콩, 패류, 버섯, 초콜릿 등이 있다.

적어도 문제, 많아도 문제?

적어도 문제, 많아도 문제가 되는 미네랄은 철, 구리, 셀레늄, 망간, 나트륨, 칼륨 등이다. 이들 미네랄이 현재 체내에서 과다인지, 과부족인지를 '필수 미네랄 검사'를 통해 확인해보자.

검사 결과에서 균형 범위에 있다면 문제가 되지 않는다. 그러나 과다인 경우나 과부족인 경우는 불균형으로 인하여 체내에서 독성 기능이 발현되어 건강에 영향을 줄 수 있다. 과다인 경우는 섭취를 줄이거나 배설을 촉진시킬 수 있는 방법을 통하고, 과부족인 경우는 섭취량을 늘리는 등 충분히 개선할 수 있다.

영양 미네랄	결과치(㎍/g)	균형범위(㎍/g)	불균형		균형범위		불균형	
Na (나트륨)	66.12	18~85	7	18		52	85	110
K (칼륨)	30.28	5~40	4	5		22	40	50
Ca (칼슘)	200.1	180~760	150	180		470	760	990
Mg (마그네슘)	40.03	18~78	14	18		48	78	95
Zn (아연)	100	150~250	135	150		200	250	270
S (황)	37874	30000~55000	27500	30000		42500	55000	55000
P (인)	200	145~250	125	145		192	250	270
Cr (크롬)	0.268	0.2~1.2	0.17	0.2		0.7	1.2	1.35
Mn (망간)	0.475	0.2~0.8	0.16	0.2		0.5	0.8	1
Co (코발트)	0.03	0.01~0.05	0.008	0.01		0.03	0.05	0.06
Fe (철)	7.609	6~15	5	6		10	15	18
Cu (구리)	20	15~35	12	15		25	35	52
Se (셀레늄)	0.512	0.6~1.6	0.5	0.6		1.1	1.6	1.75
Li (리튬)	0.011	0.01~0.2	0.008	0.01		0.105	0.2	0.25
V (바나듐)	0.033	0.02~0.1	0.016	0.02		0.06	0.1	0.13
Mo (몰리브덴)	0.035	0.02~0.1	0.016	0.02		0.06	0.1	0.13

필수 미네랄 검사의 예

영양제,
제대로 골라먹어라

 다양한 중금속을 배출하기 위해 평소 식사에 신경 쓰는 것이 좋다. 예를 들면 마늘·양파·양배추·달걀 등에 많이 함유되어 있는 유황 성분이나, 미역·다시마·파래·김 같은 해조류의 수용성 섬유질 성분인 알긴산이 중금속은 물론 환경호르몬·발암물질 등을 흡착해 배설하는 데 탁월한 효과를 발휘하며 탈모에도 좋은 음식이다. 육류 중에는 돼지고기 속에 함유된 불포화지방산이 탄산가스 등 폐에 쌓인 공해 물질을 중화시키고 몸속 중금속을 흡착해서 배출하는 역할을 한다.
 그러나 장기간 체내에 축적된 유해 중금속은 배출하는 데 많은 시간이 필요하다. 음식을 통한 해독은 그만큼 더 많은 시간이 걸릴 수도 있다. 좀 더 빠른 효과를 보기 위하여 '메가Mega 비타민 요법'을 사용한다. 고용량의 비타민과 필요한 필수 미네랄을 단기간 복용함으로써 해독 효과를 얻는 것이다.

두피나 탈모 상담을 하면서 반드시 확인하는 것이 식생활과 영양 관리다. 대부분은 개인의 영양 관리를 위해서 많은 노력과 투자를 하고 있는 것을 확인할 수 있다. 10명 중 8명은 종합 비타민제를 비롯해 영양제를 하나 이상은 다 복용하고 있었다. 일반적으로 많이 복용하고 있는 것이 종합 비타민제 또는 비타민C 단일 제제다. 과연 사람들은 영양제를 선택할 때 '어떠한 기준으로 선택하는 것일까?' 확인을 해보니 브랜드, 광고, 또는 판매자의 권유로 주로 구입한다고 한다. 고객들 중에서 제품의 성분이나 함량을 보고 구입하는 분들은 매우 드물었다.

영양제의 성분이나 함량은 매우 중요하므로 제품의 성분표시를 꼼꼼히 살펴보고 확인해서 구입하기를 권한다. 한 번 복용에 필요한 종합 비타민과 복합 미네랄의 필요량을 한 알에 모두 담기는 힘들다. 부피가 큰 영양소인 비타민C, 칼슘 및 마그네슘 등이 있기 때문이다. 따라서 하루에 두 알 이상 또는 여러 알을 복용하는 것도 괜찮다. 종합 비타민과 복합 미네랄이라 해도 실제 확인해보면 하루에 필요한 영양소를 모두 포함하지 못한 제품들도 많이 있다. 비타민C를 하루 충분한 용량으로 제대로 복용하기 위한 이상적인 일일 투여량은 1,000mg이나, 종합비타민으로 이 용량을 채우기는 쉽지 않기 때문에 비타민C는 추가로 복용하는 편이 쉽다.

영양·기능 정보

[비타민B1] 탄수화물과 에너지 대사에 필요 [비타민B2] 체내 에너지 생성에 필요 [비타민B6] 단백질 및 아미노산 이용에 필요/ 혈액의 호모시스테인 수준을 정상으로 유지하는데 필요 [나이아신] 체내 에너지 생성에 필요 [판토텐산] 지방, 탄수화물, 단백질 대사와 에너지 생성에 필요 [엽산] 세포와 혈액생성에 필요/ 태아 신경관의 정상 발달에 필요/ 혈액의 호모시스테인 수준을 정상으로 유지하는데 필요 [비오틴] 지방, 탄수화물, 단백질 대사와 에너지 생성에 필요

1일 섭취량 : 1정 (625mg)

1일섭취량 당	함 량	%영양소기준치
열 량	0 kcal	0kcal
탄 수 화 물	0 g	0 %
단 백 질	0 g	0 %
지 방	0 g	0 %
나 트 륨	0 mg	0 %
비타민 B1	35.1 mg	2,925 %
비타민 B2	45 mg	3,214 %
비타민 B6	36.9 mg	2,460 %
나 이 아 신	45 mgNE	300 %
판 토 텐 산	41.4 mg	828 %
엽 산	400 μg	100 %
비 오 틴	31 μg	103 %

* %영양소기준치 : 1일 영양소기준치에 대한 비율

영양제 라벨의 예

Tip

영양제 라벨 보는 법

　의약품이나 영양제의 표시 기준에 관한 사항은 약사법에 근거하여 기재되어 있다.

1 성분명은 약사법에 따라 규정한 대한약전大韓藥典에 의해 표기한다. 흔히 말하는 비타민C는 아스코르빈산, 비타민B1는 염산티아민, 비타민B2는 리보플라빈, 비타민B6는 염산피리독신, 비타민B12는 시아노코발라민, 비타민E는 초산토코페롤로 씌여 있다.

2 '함량'은 1정당 함량인지 확인해야 한다. 경우에 따라 2정 이상의 함량일 수도 있다.

3 '% 영양소 기준치'는 하루 권장량에 대한 함유량의 비율이다. 아래 라벨을 보면 비타민B1은 2,925%라고 되어 있다. 하루 권장량 1.2mg를 기준(100%)으로 한다. 1.2mg의 29.25배인 35.1mg이 함유되어 있다는 뜻이다.

Tip

영양제는 언제, 어떻게 먹어야 좋을까?

1 종합 비타민제, 칼슘제, 비타민C는 식사 직후에 먹는 것이 좋다. 위산 분비가 많을 때 섭취해야 흡수가 잘된다.

2 유산균, 철분제는 공복에 섭취하는 것이 좋다. 유산균은 위산이나 담즙산에 약하다.

3 차가운 물보다는 미지근하거나 따뜻한 물로 복용한다.

4 매일 규칙적으로 먹는 것이 좋고 용량을 세 끼나 두 끼로 나눠서 먹는다. 혈중농도를 일정하게 유지하는 데 도움이 되고 흡수율을 높인다.

5 비타민B는 저녁 9시 이후에는 피하는 것이 좋다. 활력이 생겨 숙면을 방해한다. 다만 밤에 공부하는 수험생이나 야근을 하는 사람들에게는 좋다.

6 영양제는 녹차나 홍차, 우롱차와는 먹지 않는다. 차에는 탄닌이 들어 있어 영양 흡수를 방해할 수 있다.

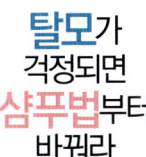

ⓒ 최은하, 2017

초판 1쇄 인쇄 2017년 4월 25일
초판 1쇄 발행 2017년 5월 10일

지은이 최은하

펴낸이 연준혁
편집인 김정희
책임편집 김영회
일러스트 박하람 사진 조은선 모델 이지현 홍성은
디자인 유씨컴퍼니 (070-8238-1410)

펴낸곳 로고폴리스 출판등록 2014년 11월 14일 제 2104-000213호
주소 (10402) 경기도 고양시 일산동구 정발산로 43-20 센트럴프라자 6층
전화 (031)936-4000 팩스 (031)903-3895 홈페이지 www.logopolis.co.kr
전자우편 logopolis@naver.com 페이스북 www.facebook.com/logopolis123
트위터 twitter.com/logopolis3

값 14,500원 ISBN 979-11-86499-53-5 13590

* 로고폴리스는 ㈜위즈덤하우스의 임프린트입니다.
* 잘못된 책은 바꿔 드립니다.
* 이 책의 전부 또는 일부 내용을 재사용하려면 사전에 저작권자와 ㈜위즈덤하우스의 동의를 받아야 합니다.
* 이 도서의 국립중앙도서관 출판예정도서목록(CIP)은 서지정보유통지원시스템 홈페이지
  (http://seoji.nl.go.kr)와 국가자료공동목록시스템(http://www.nl.go.kr/kolisnet)에서 이용하실 수
  있습니다.(CIP제어번호: CIP2017009395)

셀비오 두피&건강센터는
15년간 3만 명 이상의 임상을 통해
두피·탈모 관리의 노하우를 축적한 전문센터입니다

◆ **B2L 두피/탈모관리 전문라인** ◆

그린 솔루션(Natural, Mild, Safe)에 근거한 자연 친화적 제품의 사용(샴푸, 토닉, 필링)

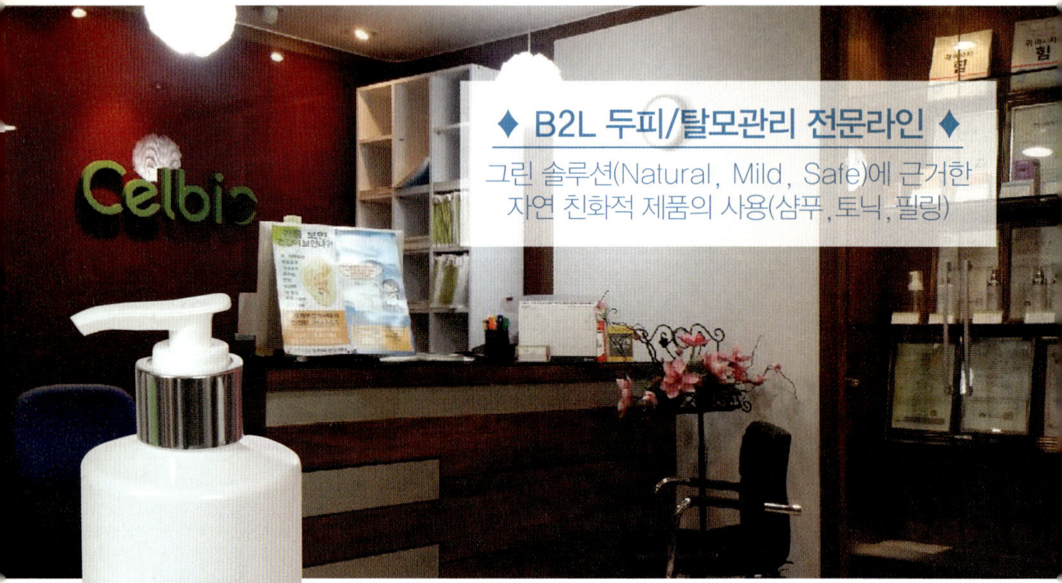

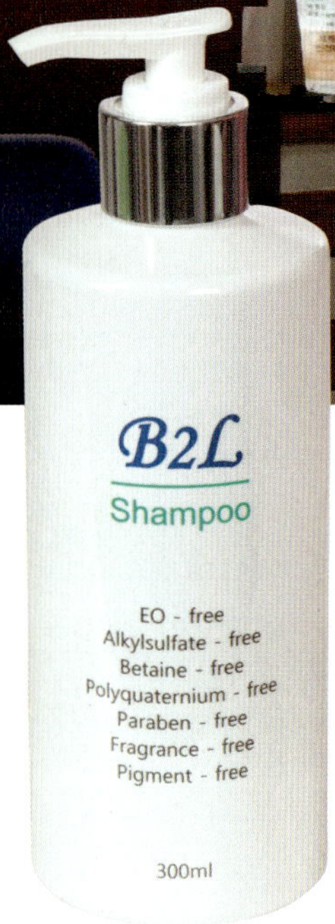

B2L 그린 샴푸 – 셀비오 전용 두피 관리 샴푸

- 천연성분 계면활성제
- 유해 화학물질 제거
- 에코서트 인증 원료 사용
- 피부개선 면역력 증가
- 자연 친화 제품

셀비오 전문 두피·탈모검사

두피 진단기 및 현미경 검사, 모공 검사, 모낭충 검사, 모주기 검사, 두피 염증 검사, 내적인 탈모 원인 검사 등의 10가지 체계적인 두피 정밀 검사로 60가지 이상의 탈모 원인을 분석합니다.

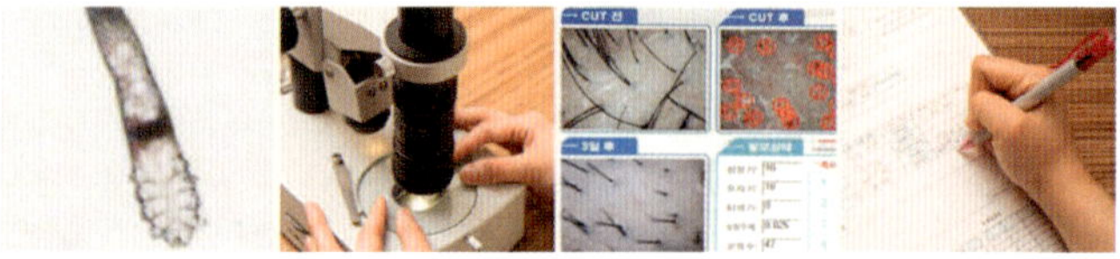

감사 쿠폰
본 도서 구매 시 1인 1회 제공

- 두피 검사 20,000원 → **무료**
- 세포 건강도 분석 30,000원

- 두피·탈모 관리 프로그램
  베이직케어 할인
  32,000원 → 10,000원

셀비오 두피&건강

서울시 서초구 강남대로39길 5 두산위브 205호
전화: 02-557-6334/5
홈페이지: http://celbio.co.kr
쇼핑몰: http://celbio.kr

셀비오 자연치유학회는 이어테라피/이혈요법를 통하여 만성질환 예방과 치유를 목적으로 다양한 건강관리 기법을 연구하는 건강관리 전문학회입니다.

이어테라피(이혈요법)
국내 최초 민간자격증 등록!
귀운동지도사 자격증 과정
(민간자격 등록번호 제2015-004089호)

2급 입문/중급 과정
이어테라피 기본 과정을 익혀
스스로 활용할 수 있는 단계

1급 고급 과정
이어테라피에 대한 전문 지식과
건강관리 전문가의 능력을 갖춘 단계

전문강사 과정
이어테라피 지식을 교육할 수 있는
전문강사로서의 능력을 갖춘 단계

귀운동지도사 자격증 과정

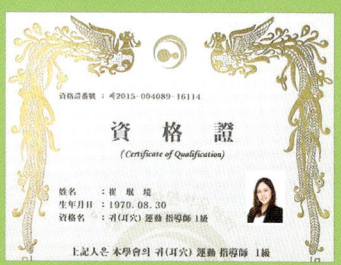

셀비오 아카데미/특강

두피/탈모 관리 전문가 과정

영양 관리 전문가 과정

이어테라피/이혈요법 전문가 과정

전문가 양성 과정 및 그룹 특강
교육 문의 02-557-6335

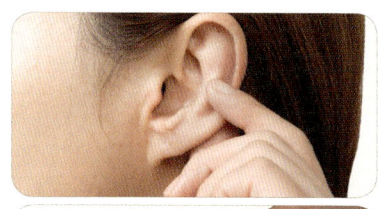
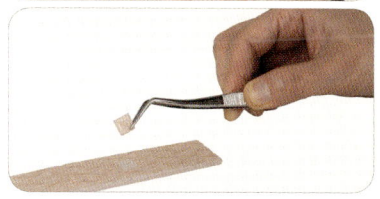

셀비오 본사
교육 및 시술 문의

서울시 서초구 강남대로39길 5 두산위브 205호　전화 : 02-557-6334/5
홈페이지 : http://셀비오.net　쇼핑몰 : http://celbio.kr